本草品彙精要珍抄二種

BENCAO PINHUI JINGYAO ZHEN-CHAO ER ZHONG

〔明〕劉文泰 等 纂

2

GUANGXI NORMAL UNIVERSITY PRESS

广西师范大学出版社

·桂林·

第二册目録

〔一〕 此字剜補，旁有小字『二十六』，亦誤，弘治原本作『二十九』。

〔二〕 此後脫蠢魚、鮧魚、鯽魚、鱔魚、鮑魚、鯉魚六藥圖文。

〔一〕 此字剜補，當爲『三十』。

〔二〕 此見於原書第九册之末，亦即本書第六册頁五八。『十三』之旁有小字『三十』，提示此册實爲原本卷三十後半篇。

本草品彙精要（二）

本草品彙精要卷之四

獸部中品

七種神農本經 朱字

六種名醫別錄 黑字

一種唐本 先附 注云唐附

一種今補

四種陳藏器餘

已上總一十九種

鹿茸 骨角髓 腎肉附

麋脂 角肉骨茸附自下 品今移并增圖

白膠 角霜附自上 品今移并增圖

羖羊角 髓膽肺心腎 齒肉骨屎附

羊乳 今移 自上□□

羚羊角

牡狗陰莖 膽心腦齒骨蹄 血肉附今增圖

犀角

虎骨 膏爪 肉附

兔頭骨 腦肝 肉附

筆頭灰 唐附今增圖

貍骨 肉陰莖 猫附

麞骨 肉髓附

豹肉 貊附

獅子屎 毛附今補

四種陳藏器餘

犢子臍屎　靈猫　　震肉

禹禹

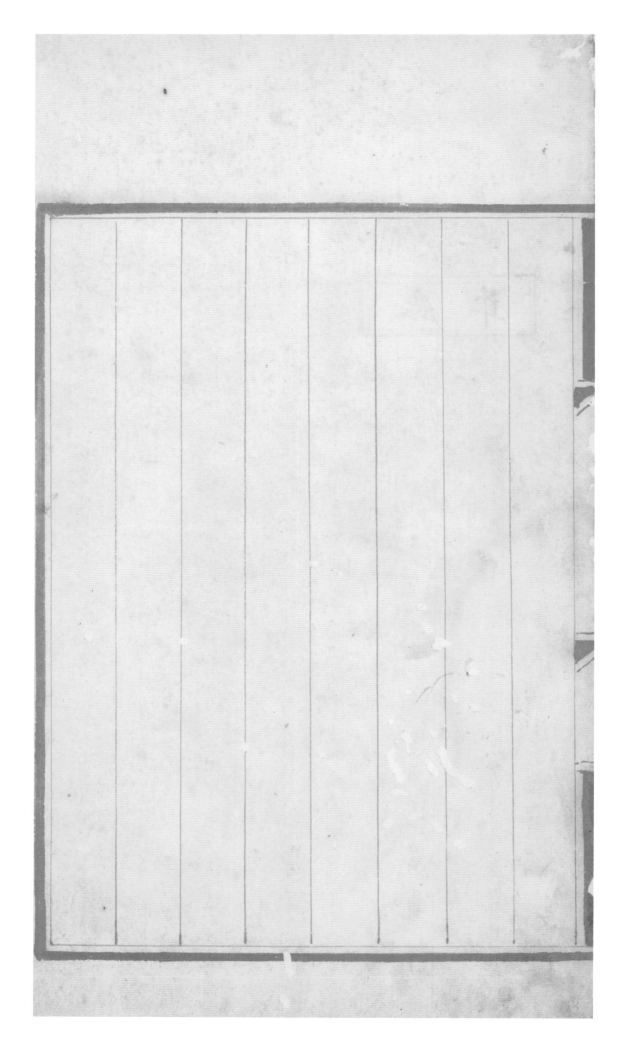

鹿茸

獸部中品

毛蟲

鹿茸 附角骨髓肉
腎俱無毒

九

鹿茸 出神農
本経

主漏下惡血寒熱驚癇益氣
強志生齒不老○角主惡瘡癰腫逐邪惡

鄆州鹿

氣留血在陰中以上朱字
神農本經廘茸療虛勞洒

洒如瘧瘈瘦四肢酸疼腰脊痛小便利泄

精溺血破留血在腹散石淋癰腫骨中熱

疽瘻○骨味甘微熱無毒主安胎下氣殺

鬼精物不可近陰令瘻久服耐老○角味

鹹微溫無毒主除小腹血急痛腰脊痛折

傷惡血益氣○髓味甘溫主丈夫女子傷

中絕脉筋急痛欬逆以酒和服之良○腎

平主補腎氣○肉溫補中強五臟益氣力

生者療口僻割薄之○以上黑字名醫所錄

（地）（圖經曰）舊不載所出州土今有山林

處皆有之於四月角欲生時取之以

其形如小紫茄者為上或以茄茸似太

嫩血氣猶未全具不若以分岐如馬

鞍者解冬至有一陽生麋角解即麋之

角解然冬至一陽生麋角解云夏至一陰生麋

大者也○麋茸利補陰隨時解落然麋茸利補陽麋

角自生至其堅完如石凡骨之類久成長者

二十餘斤其堅完無兩骨之類久成長

無速於此雖草木至易生亦無

能及之豈可錐與凡骨為比也

時	收	色	味	性	氣	臭	主
生夏至後生採初生時取茸七月取角	陰乾及火乾者大好	紫	甘酸	溫收	氣厚於味陽也	膻	助陽氣壯筋骨

助 骨麻勃為之使鹿角杜仲為之使

製
[衍義曰] 凡使先以薄酥塗勻於烈燄
中急灼之若不先以酥塗恐火傷茸
俟毛净微炙入藥用

治
[療][唐本注云] 頭止消渴煎之可作膠
服之彌善○死肌筋主勞損續絕○作髓
脂主癰腫○死肌温中四肢不隨心腹
頭通轃理血主狂犬傷鼻衂折傷○曰
症治留血滯氣及鼠瘻心腹痛
齒治○鹿茸破瘀血殺鬼精安胎
下氣○角以火炙熱慰小兒重舌
[華子云]

右患左貼○生頭肉治偏風巤多夢[孟]
鬙口瘡○

誅云 頭肉止消渴治夜夢見鬼五○

蹄肉治腳膝疼痛 別錄云 溺利五

臟調血脉○筋療骨髓以麀筋漬

之索緊令大如筋弹九持筋端吞之

○猴至髓處徐徐引之髓以著筋出之肉

皮中不過一夕而出○

補 日華子云 茸補虛羸○腎益中氣

肉安五臟壯陽氣助五臟○

合治

男茸酥炙腰腎虛冷脚膝無力酒服

精子自出○女人崩中漏血赤白

並治之○角錯為屑合白蜜五升淹

指之一撮合酒服一變令暴乾搗篩細末三

微火熬令小變令暴人輕身益氣強

骨髓補絶傷及女人夜夢鬼交〇一治

烧灰合酒調服方寸匕日三夜

女子胞中餘血不盡欲死者

角烧灰為末合小豆汁和塗者重立效〇

填骨髓壮筋骨〇

日三度瘰癧〇骨髓合地黄汁煎〇黄合蜜煎熬作膏服

壮陽氣

搗傅治中令人風口有偏不正如口正速除

之〇

中帶下血〇酒服治肺痿氣吐血止及崩

渴〇

粳米二合和對去脂膜切浸之五味豉汁調和入

具酥炙令爁搗筛細末合酒服方

空腹食之治肾氣虚損耳聋〇

七治肾消小便數〇生角角剉搗細末

調塗治蠻蝼尿瘡〇

合人乳調○一角為字細末合酒調小兒瘄疾先發時服之

○角為細末合酒調三指撮發

為末男女和豬脂傅丹毒惡瘡悗憁者○角為細末

治男女善夢鬼交及惡瘡悗憁者○角燒

死腹中立出○蹄四隻煿爆洗服之如法治胎熟

末二三方寸匕

羹取肉內諸風脚膝疼痛不可踐地○空腹

服之治諸風脚膝中著五味可煿熟

角屑二大兩熬令微黃搗末冷腰脊痛一

盞調服方寸匕治腎臟虛末合酒

如錐刺卒得○赤角黑丹似豬疥膏狀如不急治二

面目即死○赤角黑丹似疥狀如不急治

遍身即赤內酒中浸一枚長五寸飲之合治卒二

升燒角赤內酒中浸一宿飲之治卒

腰痛○茸不限多少塗酥炙紫色為

末合酒調下一錢匕治腰膝疼痛○

毛蟲

麋茸為偽

角灰和酢塗之治馬鞍瘡○角燒末合豉汁方寸匕日三服漸加至三錢匕療煩悶腹痛方蓄血不盡○角屑熬令黃赤研酒服方寸匕日五六服治腰痛・○角五寸燒赤內酒中一大升中浸之冷又入燒赤又浸如此數過細研空心合酒調服方寸匕治妊娠卒腰痛

禁　不可爇其氣能傷人鼻○五月勿食
麋肉能傷人

解　麋肉能解諸藥毒

贗　麋茸為偽

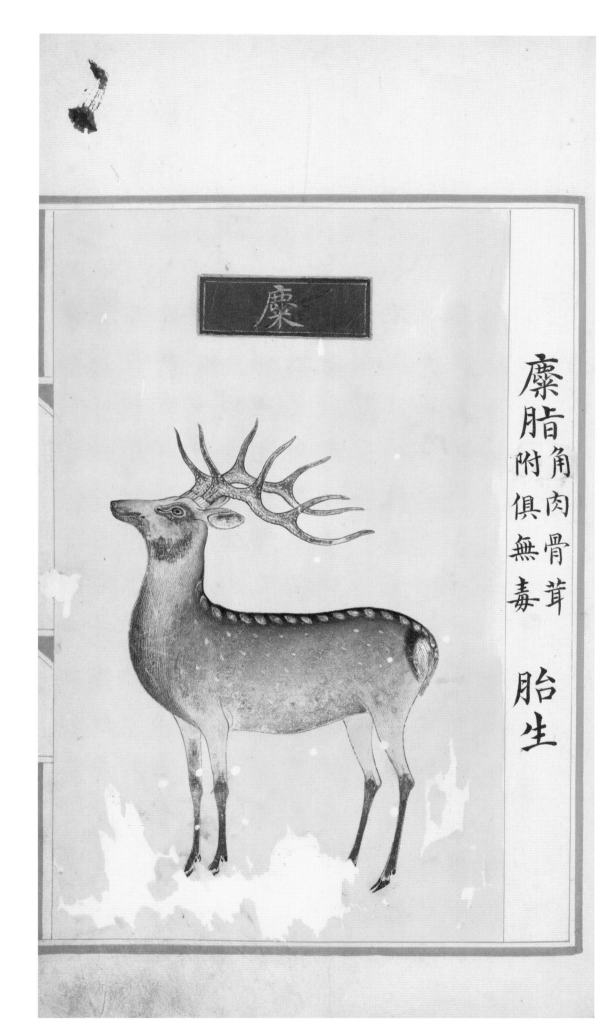

麋

麋脂附俱無毒　胎生

麋脂角肉骨茸

麋脂 出神農 主癰腫惡瘡死肌寒風濕痺
四肢拘緩不收風頭腫氣通腠理 以上神農

本經

本
經 柔皮膚不可近陰令瘻 〇角主痺止血
益氣力 以上黑字

名
官脂 名醫所錄

官脂 逎脂

地
陶隱居云 生南山山谷及淮海邊 今
海陵間最多 千百為群 多牝少牡人
陸土中經年人得之方好 名曰逎脂
言一牡輒交十餘牝 交畢即死其脂
麋性乃爾滛快不應瘻人 陰一方言
不可近陰令陰不瘻 此乃有理 唐本

味 辛

用

脂肉骨茸

之象也

角從陽退

是陽獸情滛而遊山夏至得陰退之象鹿

而解角解方退故解角從陰退之象麋

陰而解角今以麋為陰獸情滛而遊澤

矣跪曰擄熊氏云麋是澤獸故冬至得陽氣

冬麋角解曰華孚子謂麋是山獸夏至得

別錄云 按禮記月令仲夏麋角解仲

傳遍問山澤人不聞遊牝因致死者

亦勝白膠言遊牝畢即死者此亦虛膠

注云 麋茸服之功力勝鹿茸煮為膠

性　溫散

氣　氣厚於味陽也

臭　羶

主　補虛損益陽道

反　畏大黃

治
療[日華子云]治風氣[孟詵云]茸作粉
服治丈夫冷氣及風筋骨疼痛別
[錄云]脂治年少氣盛
面生皰瘡塗之即瘥
[補][日華子云]角添精補髓益氣血暖
腰膝悅色壯陽及治腰膝不仁補

孟詵云　肉益五
臟不足氣病 ○骨補虛勞
肉肥白美顏色合酒

一切血病

○骨煮汁釀酒飲之令人肥白美顏色

【合治】○骨角截五寸破炙令黃香為末合
空腹調服 ○服三錢匕補虛勞填骨髓及
卒心痛 ○茸作粉合漿水調塗面令
不皺光華可愛 ○茸五兩去毛塗酥
炙微黃為末合清酒二升於銀鍋中
慢火熬成膏或食前服之治老人骨髓
調下空心或食前服半匙溫水
虛竭
甚驗

【禁】
肉多食令人弱房及發腳氣

【忌】
肉不與雉肉同食及與鰕生菜梅李
果實同食皆病八

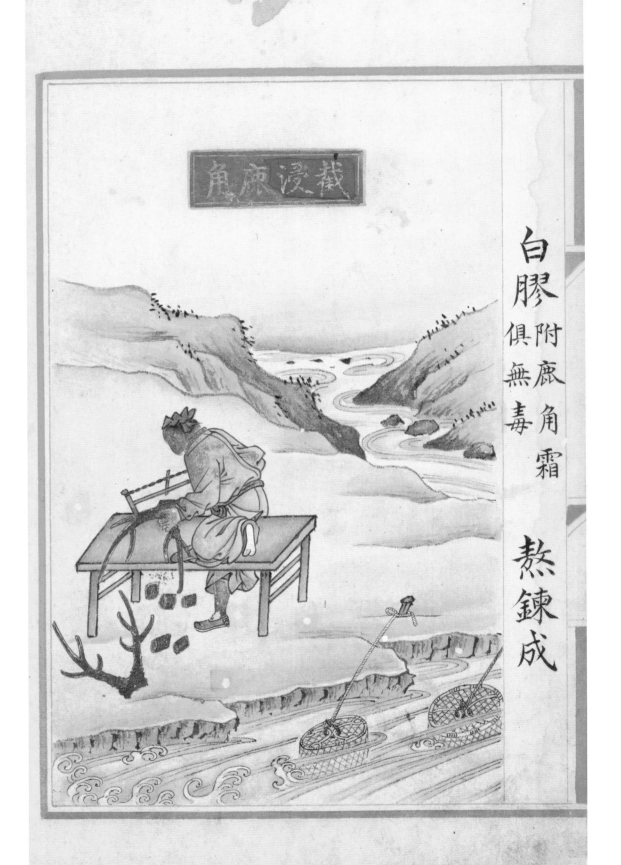

截漉鹿角

白膠俱無毒

附鹿角霜

熬煉成

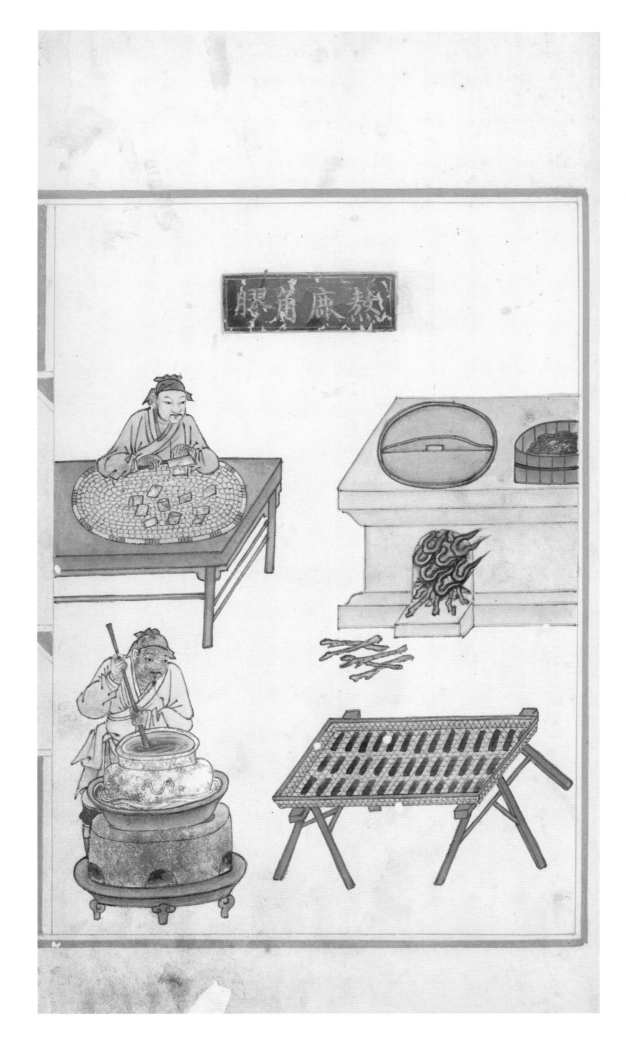

白膠　出神農本経

主傷中勞絶腰痛羸瘦補中

益氣婦人血閉無子止痛安胎久服輕身

延年　以上朱字神農本経　療吐血下血崩中不止四

肢酸疼多汗淋露折　音舌　跌　音送　傷損煮鹿角

作之　以上黑字名醫所錄

名　鹿角膠　黄明膠

地　雷公云　鹿出雲中山捕得取其角須

全戴者並鋸長三寸許以物盛於急

水中浸之一百日滿出用刀削去麤

皮一重了拭去水垢令净然後用酸

醋熬七日，旋旋添醋，勿令火歇，戌時

不用著火，只從旋子時至成時也。日足

其角白色軟如粉，削了即重細擣作粉，却以

無灰酒熬其膠，如削了重研篩過用。每

修事十兩，以之法採麃，酒一年歲火煎乾，其角每

也。今熬全具，安者先用本麃歸天靈，蓋及

好新鮮之，安室上一宿，以麃歸魂也，後

皮同裏之，安室上一宿，以竹

將角鋸成段子，長二三寸許，以

盛於長流水中，浸三七漉出，清水洗

去垢穢，以大鍋一口，用桑皮鋪於箄子安

鍋底內，却用大桑木上箄子安，層層

鋪角，注長流水八分，於再旋旋皮，每添水十

一日，候角軟，乘熱削去薟皮，分

斤，用人參、茯苓各四兩，楮實子八兩

仍於鍋內，如前安桑木箄，勿令子著鍋

底篦子上鋪桑白皮一層却將廘角

層層鋪注長流水八分以人參茯苓

楮實子用夏布袋盛之同入鍋內下

用桑柴火再旋旋添水慢煮至三日

夜或五日夜七日夜候角內虛白色漉再

出角則成霜矣却將原煮角汁水再

用細絹袋濾過於銀器內盛之以重

湯鍋內微火慢慢熬至稠粘黃黑色

⊙收　膠也　者即成　陰乾

⊙用　明净者佳

⊙色　黃黑

味 甘

性 平緩

氣 氣厚於味陽也

臭 腥

主 補中益氣

助 得火良

反 畏大黃

治 〔療〕藥性論云能安胎去冷氣止吐血及漏下赤白〔別錄云〕傅瘡腫四邊

也○中心留一孔其未腫即起者以膠而一片開

水漬令輭若已納然隨腫大小貼當被膿

頭上開孔納巳潰還合者膿當取膿

膠急撮之○膿皆出盡永有膿羹膿

當自消矣○膠三兩水二升羹

一升四合分二服治尿血○膠水

煎令稀稠得所待冷塗瘡

補藥性論云

婦人服之令有子腎臟氣衰勞損

膠炙令薄敲湯一盞八分蔥少許合人參

末二錢匕煎一二沸服半燋湯一盞一錢匕合人參

入銚子煎匕令薄敲湯一

每呷三五口其嗽漸止○膠嗽不瘥者一兩切

以末二錢匕入銚子煎一二沸服

合治

灰作細研每子服一錢匕合新米飲調下臨作

小片子令黃合新綿一兩燒作

○三十

卧服之治吐血咯血立効○乾膠三
兩炙搗細末合酒二升温服治虛勞
尿精○膠炙搗為末合酒服方寸匕令
日三服補虛勞益髓長肌悅顏色
人肥健○膠炙二兩○合酒熬消盡頓服
之治妊娠卒下血二兩○合膠慢火炙為末
合酒調服一錢療小兒面上瘡豆子
瘢已出者服之無瘢未出者服之滹
下

毛蟲

羖羊角 無毒附髓膽肺
心腎齒肉骨尿 胎生

洩辟惡鬼虎狼止驚悸久服安心益氣輕

羖羊角 本經 出神農 主青盲明目殺疥蟲止寒

羖羊

身以上朱字療百節中結氣風頭痛及蠱

毒吐血婦人產後餘痛燒之殺鬼魅辟虎

狼○羊髓味甘溫無毒主男女傷中陰氣

不足利血脉益経氣以酒服之○青羊膽

主青盲明目○羊肺補肺主欬嗽○羊心

主憂恚膈氣○羊腎補腎氣益精髓○羊

齒主小兒羊癇寒熱三月三日取○羊肉

味甘大熱無毒主緩中字乳餘疾及頭腦

三三

大風汗出虛勞寒冷補中益氣安心止驚

○羊骨熱主虛勞寒中羸瘦○羊屎燔之

主小兒泄痢腸鳴驚癇 名醫所錄

以上黑字

地

地 圖經曰

羝羊即青羖羊也亦謂之羖

羊出河西川谷今河東陜西及近

都州郡皆有之羊之種類亦多然有

灰褐及黑白色者毛長尺餘北人引

大羊多以此爲群首齒骨及五臟各

有主疾之功其角入藥唯以青羖羊

爲佳餘不堪用取時勿

令中濕濕則有毒也

時 生無時

採無時

三四

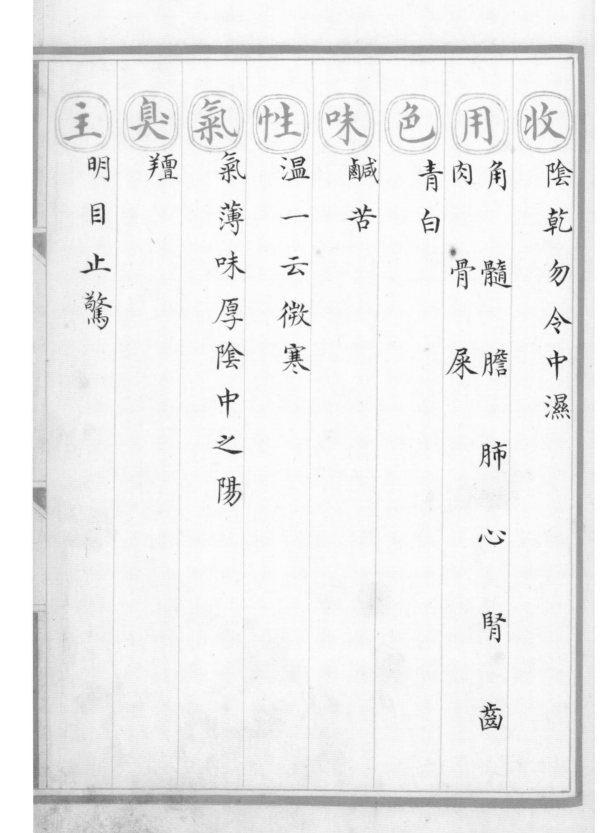

主 明目止驚

臭 羶

氣 氣薄味厚陰中之陽

性 溫 一云微寒

味 鹹苦

色 青白

用 角 髓 膽 肺 心 腎 齒
肉 骨 屎

收 陰乾勿令中濕

菟絲子爲之使

【助】

【製】凡使燒灰存性用或鎊屑用之

【治】〔治療〕

唐本注云尿甕湯灌下治大人小
兒腹中諸疾痔瘻濕大小便不通燒
之熏鼻治中惡心腹刺痛風虛熏熱諸
瘡中毒痔瘻○肝治肝臟風虛熱
目赤闇無所見療風眩瘦疾及生食七枚神
効○頭○赤主療風眩瘦疾及小兒驚癇
血暈悶欲絕者生飲一升即活〔藥〕
血○血主女人中風血虛悶及產後
性論云青羊肝明目○膽點眼中
治赤障白膜風淚〔日華子云〕羖羊
角肉治退熱及山瘴溪毒燒之骨蒸蛇
頭治腦及大風○毒燒之祛

腦熱頭眩明目，小兒驚癇○治脂睛

遊風并黑黚○拈羊糞燒灰治聤耳并瞖刺

〔孟詵云〕角燒肉治風病瘦血

小兒驚癇○角燒灰治鬼氣及風眩瘦病

〔別錄云〕角燒灰治鬼氣及漏下惡

血○頭肉主緩中汗出虛勞安心惡

止驚○及治熱風眩疫疾及丈夫熱病後

骨熱治目赤暗痛○

失明者以青羊肝薄切吞之尤妙○水

浸貼之極效生子肝或熟暴乾水

肚盛水令滿繫兩頭熟

為末傅目療令尿滿床即瘡頭○熟糞燒灰

淋取汁洗之治髮不生三日一洗

不過十度即生○肉不經新水取鮮

者貼被打頭即青腫處瘳○經新羊血

乘熱飲二升治卒驚悸九竅血出
立止○飲肉如作脯法炙令香及熱
搨白禿瘡不過三四日瘥○膽治
熱病後失明旦暮各一傅之効○治
肥羊肉脂及諸般肥肉食之○新
出誤吞釘并箭金鍼錢等物○餘
羊血一盞飲之三兩服治產後餘
血攻心或下血不止心悶面青身
欲絕者妙

[日華子云]腎補虛耳聾陰弱壯陽
益胃止小便虛損盜汗○肉開胃
肥健[陳藏器云]肚主補胃羊五臟補人五臟
[孟詵云]肚主補胃小便數[別錄云]
角安心益氣○頭肚肉補胃虛損及
丈夫五勞骨熱○

合治

小便數

止虛汗

羖羊角燒灰合酒調服治產後惡血

煩悶及治小兒驚癇○青羊膽合醋

服之治癰濕時行熱渴止燥○小便數○肺腎合

小豆葉羹治癰濕時行熱渴止燥○合脂消癥瘕瘕○勞尿燒灰合鷹肪塗蒜虀頭

生髮○毛髮生而黑甚効○羊胃合一升

屎內鯽魚腹中尾宦固濟燒灰轉筋以塗○

白术一升並切以水甚二斗羊羹取九一升

髭髮令易生而黑甚効二斗羊羹取九一升枚

一眼水一升氣在脅下不治久病瘦羸不煩生

肌肉者甚佳○肉一斤合當歸四兩生

熱者甚佳○肉一斗二升羹熟取七升

薑五兩以水一斗二升羹熟取七升

去肉內諸藥羹取三升一服七合日
三夜一○補虛勞不足產後腹中㽲痛日
○羖羊肝一斤去脂膜切薄片置於新炭
尢盆一箇揩淨鋪肝於盆中
火上炙令脂汁盡候極香為末和肝子
半斤為末以白蜜漿下方寸匕
為末以白蜜漿下方寸匕○熟食後服之
日三服治目失明極效○熟食羊頭眼之
睛中白子麻子失明於細石上研之安眼
研之取如小麻子大安眼睛上和棗汁仰
日夜各二度治常不患眼不能視物三四
及看日光燈火不得者眼澀不過三四度
即瘥○羖羊糞和鷹膏傅毛髮落者三宿
即生○羖羊角屑微炒搗羅為末不
計時候合溫酒調下一錢匕治心煩
恍惚腹中痛或時悶絕而復甦甚効

入肉不得出，塗之立出。

○乾羊尿燒灰，合豬脂，搗爛，治木刺

為身痒，研令極細，以雞子清和塗，治面

目赤斑，或痒，或瘡子腫起不面

即二升煮，日三沸，療面○多瘥斫黶如雀卵，合

酒二升煮之，日三沸，療面甚害人面○

色目暗黃昏不見物○青羊肝

治目暗黃昏不見物，羊肝合醋煮食之

常法作羹食之，治勞損精竭○米白糝如羊

去脂細切，於豉汁中合五味調

頭一枚煮熟，切，於豉汁中合五味食

和食之，治脾胃氣冷，食入口即吐出，療

產後羖羊角燒為末，合酒服方寸匕，作

○羬羊角燒為末，合酒服方寸匕，作療

湯治寒熱心悶極脹○酒肉合生薑作

疝極效

羊乳補寒冷虛乏之所錄 名醫

羊乳

令人中風心

眼則迷人心

傷人心大病人○頭中髓發風與酒

忌 肝不可與豬肉及梅子小豆同食之

解 蠱毒

食 勿多

熱困重致死妊娠及宿有冷病人亦

有孔者殺人○熱病後食之令人發

角羊不可食六月食羊傷神心○○

禁 白羊黑頭者食之令人患腸癰獨○○

四一

氣	性	味	色	收	時		地
氣厚於味陽中之陰	温	甘	白	磁器收貯	採無時 生無時	陶以未達故屢有此言也 鹹腥方土使然何關飲乳 食皆肥健〔唐本注云〕北人肥健不噉	〔陶隱居云〕羊乳實為補潤故北人多

治療
藥性論云：利大腸，潤心肺，止消渴。日華子
云：治卒心痛，温服之。別録云：
蚰蜒入耳，以乳灌耳中即化成水。治
○服牛乳，兒亦得，以乳煎減半分
五服止小兒噦，以乳一升煎減半，治小兒舌腫，乳
汁飲之。○療漆瘡，止乳以傅之，一盃空
心飲之。遍身生絲大，以乳一件不飲過
及蜘蛛咬，致人腹大如孕，飲
數日而愈。
陶隱居云：潤肌膚，體肥健。陳藏器
云：補虚。別録云：
補虚勞，益精氣。

合治
乳合脂作羹食，補腎虚，及治男子與
女子中風，癰灸

牡狗

毛蟲

牡狗陰莖 無毒附膽心齒
骨蹄血肉腦 胎
生

牡狗陰莖 出神農

本經 主傷中陰痿不起令強

熱大生子除女子帶下十二疾 以上朱字神農本經

膽苦平主明目痂瘍惡瘡○心主憂恚氣

除邪○腦主頭風痺下部䘌瘡鼻中息肉

○齒性平主顚癎寒熱卒風痺伏日取之

○頭骨性平主金瘡止血○四腳蹄性平

主顚疾發作○肉味鹹酸溫主安五臟補

蹇飲之下乳汁○白狗血味鹹性溫無毒

絕傷輕身益氣〇屎中骨主寒熱小兒驚
癎 以上黑字

名 名醫所錄

狗精

地 陶隱居云 舊不載所出州土今處處
有之其種脚上別有一懸蹄人呼為
犬者是也白狗烏狗皆入藥用惟正
黃色者溫補餘色者微補為不及也

時 採 六月上伏取

收 陰乾百日

用 陰莖 頭骨 膽 心 腦 齒
肉 四脚蹄 血 屎中骨

味 鹹

性 平

氣 味厚於氣陰中之陽

臭 腥

主 強陰

治 療 陶隱居云白狗骨燒末療諸瘡瘻

及妊乳癰腫唐本注云骨燒灰主

下痢生肌傅馬瘡○○烏狗血主難

產橫生血上搶心○○下頜骨治小

兒○諸癎○陰卵○燒灰主婦人十二

疾○毛主產難○白狗糞治疔瘡二

藥性論云膽治鼻齆及鼻中瘜肉
日華子云陰莖治婦人陰瘻○膽
主撲損瘀血及刀箭瘡○心療狂
犬咬除邪氣風痺及鼻衄○下部客瘡
○齒燒為末湯調服治小兒客忤
孟詵云膽治眼附骨疽及魚眼赤澀○別錄云膽
汁注目熏治中附骨疽及魚眼赤澀為度○頭黃骨
燒煙熏治腰痛處以取水暖眼方度乜
白狗皮骨炙燒裹研為末處以水暖眼方骨炙黃焦久
治產後煩悶不歇者名方寸匕日三服治犬
搗為末飲服方寸匕日三服治黃焦久
下痢不止者名白狗猘犬咬後不復
人即殺所咬犬取腦傅之後不復咬
發○白犬頭取熱血一升飲之
鬼擊之病卒著如刀刺狀胸脅腹治

內絞痛不可抑按或即吐血衄血

下血立効○骨黄湯摩頭上療小

兒桃李髖○活狗膽治左膝瘡痒有蟲

華佗視之以膽塗瘡口須病即愈

若蛇從瘡口出長二三尺日華子

補 陶隱居云 黄狗肉大補虛

云○陰莖續絕陽○○頭骨燒灰壯陽暖腰

氣○陰莖安五臟○○肉益胃氣暖腰

膝壯陽益腰腎補虛勞益氣力 陳藏器

云 肉益腰腎起陽道○ 別錄云 骨煎汁為

粥食之令婦人有子 陰莖填五勞七傷

益髓○肉溫補五臟補五勞七傷

骨髓大補氣力

空腹食之佳

合治

頭骨燒灰為末合乾薑莒蒻焦炒見

煙為丸治久痢及勞痢以白飲空心

五〇

瘡及傅溪毒疗○腫疗○尿合膵月豬脂傅瘻

下十九極効疗○尿合膵月豬脂傅瘻
瘡及傅溪毒疗○腫合生薑醋作
湯治脚氣攻心服之當洩其邪若大
便不實者勿服之○膽合酒服之明
目○膽半箇合酒調○頭骨治中傷因損調服
之瘀血盡下○頭骨燒灰為末每日服
空心合酒調服○狗牙燒灰一錢乇酢調傅
帶下○合狗牙燒灰一錢乇酢調傅馬鞍瘡
○毛細剪肉以膠烊塗鹽豉等羹燒糞頻
可忍○細剪肉半斤合米鹽豉等羹冷腹
食一兩頓治○脾胃一斤細切和米糞
脹刺痛神驗治○脾胃虛弱腸中積冷腹
食之治水蠱脹浮
腫作羹臛喫亦佳

【禁】

狗肉不可炙食恐成消渴疾狗瘦者
多是病不堪食諸犬春月目赤鼻燥

五一

欲狂猘者不宜食妊娠不可食犬肉

令兒無聲自死舌不出者食之害人

九月勿食犬

肉觥損神

不與蒜同食食之損人白狗血合白

雞肉白鵝肝白羊肉烏雞肉蒲子羹

等病人皆

不可食

忌

毛蟲

羚羊角 無毒

胎生

羚羊角 出神農
本経 主明目益氣起陰去惡血

注下辟蠱毒惡鬼不祥安心氣常不魘寐

久服強筋骨輕身 以上朱字 神農本経 療傷寒時氣

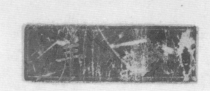

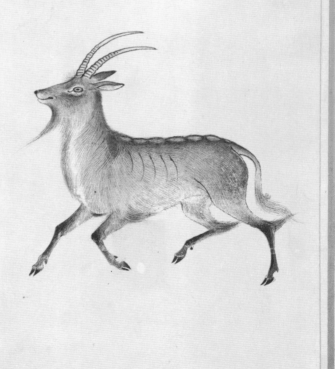

寒熱熱在肌膚溫風注毒伏在骨間除邪

氣驚夢狂越僻謬及食噎不通起陰益氣

以上黑字名醫所録

地

圖經曰

隴龍蜀金商諸州山中皆有之其形

似羊色青而大角細長四五寸至堅

勁多節緊深銳文細而有掛痕者真

故也其痕因云其角有文躁大長一掛木

似羊角置耳邊聽之集集鳴者皆

非也今取他角附耳亦皆有聲不如

有掛痕一說盡矣此俗以多此偽

有摸齒偽佛牙誑亦以此擊之則不碎察

五四

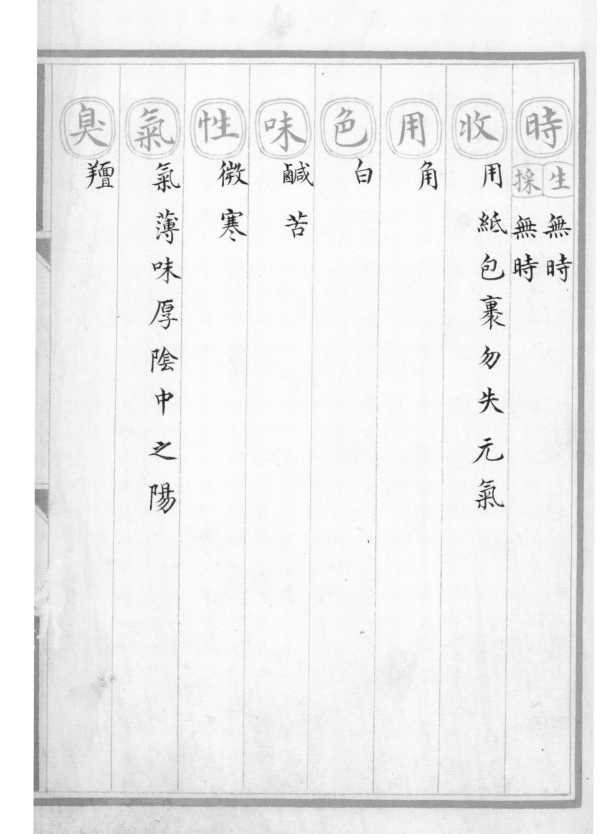

臭 氣 性 味 色 用 收 時

羶 氣薄味厚陰中之陽 微寒 鹹苦 白 角 用紙包裹勿失元氣 採無時 生無時

清肝明目除熱鎮驚

雷公云 凡修事之時勿令單用不復
有驗須要不拆元對以繩縛之將鐵
銼旋旋銼取用勿令犯風銼未盡處
須三重紙裹恐力散也銼了搗細重
研萬匝了入藥用也

篩更妙免刮人腸也

之更妙

治

療 唐本注云 角治溪毒及驚悸煩悶
卧不安心胸間惡氣毒瘴瘲○肉

藥性論云 角能散惡血并噎

治蛇咬惡瘡及山瘴能散惡血

小兒驚癇及山瘴角治中風筋攣附

寒不通 孟詵云 角治摩水塗腫上及惡瘡別

骨疼痛生摩水塗腫上及惡瘡別

錄云 角治傷寒熱毒下血及疳氣

末服之即瘡產後心悶不識人汗

毛蟲

出燒末以東流水服方寸匕未及瘈

再服又血氣逆心煩滿胸脇痛

腹痛煩滿燒末服方寸匕○角

中骨痛治小兒洞下痢燒末飲服方

寸匕

角燒末合酒服治一切熱毒風攻注

血惡毒風合卒死昏亂不識人散產後

卒熱悶及熱毒○痢并血痢○合蜜一枚

刮火為末合酒中服方寸匕令易產○

肉合五味末子酒中治寸匕中風筋骨急強

山驢角羚羊角為偽

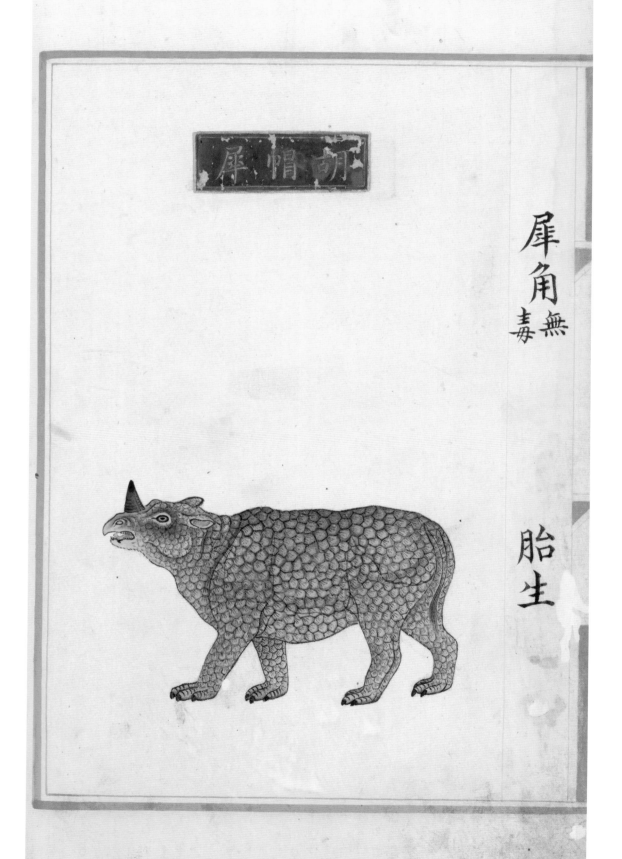

胡帽犀

犀角 無毒

胎生

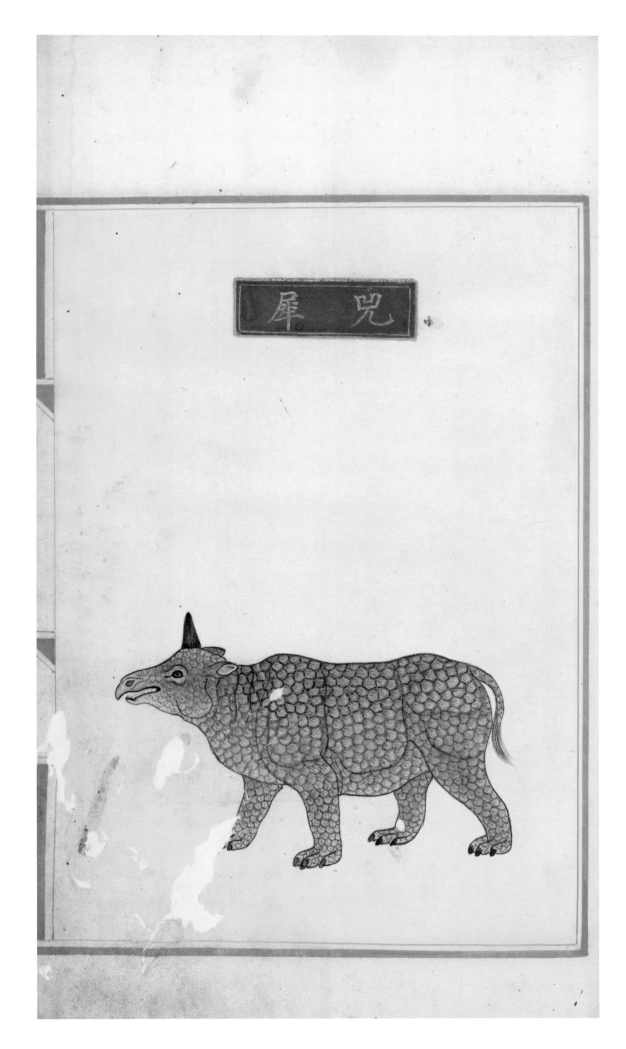

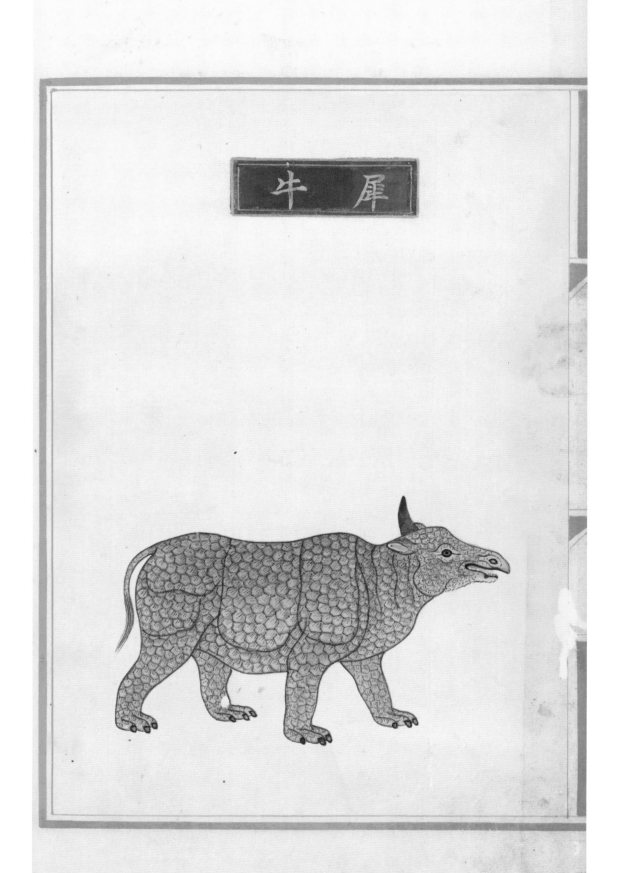

犀牛

犀角　出神農本經

主百毒蠱疰邪鬼瘴氣除邪不迷惑魘寐

以上朱字

久服輕身駿健

神農本經

以上黑字

療傷寒瘟疫頭痛寒熱諸毒氣

名醫所錄

名

通天犀　烏犀　南犀　川犀

分水犀　黃犀　毛犀　牯犀

胡帽犀　兕犀　黔犀　奴角

駭雞犀　食角　墮羅犀

地

圖經曰　出永昌山谷及益州南海者

為上黔蜀者次之其形似牛豬首大

每孔三毛腳頂生一蹄角或云好食棘其皮三

角者生鼻上為食角為奴有角為胡帽皆

犀在額為兕犀也牯犀卜有二角為胡帽

為毛犀今人多傳一角之說此數種
俱有粟文且犀無水陸二種並以數精
簾為貴賤川犀南犀文理皆細烏犀
有顯文黃犀文絕少皆不及西畨所
為正文高而兩脚顯也
出文透物像黑而外物像黃而外黑者
為正透物像黑而外物像黃而外黑者倒透通
端黃黑分明有千歲者長且銳白星徹
天犀生腦上干雨脚滑潤端骹出氣
通神故曰通天分人刻為魚銜入水中
開水三尺故曰通天分水犀以此盛米雞
不敢啄故曰驌之形雞所以犀文理絕
有百物奇異之形犀文理絕好者
欲形影照見故其精銳在廊於取茸耳犀
取光其精銳之力也在廊於此耳犀

用　角

色　黑

味　苦酸鹹

性　寒洩

氣　氣薄味厚陰中之陽

臭　朽

主　鎮心神解大熱

助　松脂為之使

反

惡雚菌雷丸

製

雷公云凡修治之時鎊其屑入臼中
搗令細再入鉢中研萬匝方入藥中
用之歸田錄云近
人氣久則易碎

治療

唐本注云
犀肉治諸蠱蛇獸咬毒
藥性論云
犀角辟邪精鬼魅中惡
毒氣散風并時疾及熱治發背癰疽瘡腫入
化膿水并時疾熱治如火煩悶
心中狂言妄語熱消痰日華子云鎮肝明目解
心煩止驚退
山瘴溪毒并中風失音熱毒及時
氣發狂海藥云犀角治風毒攻心
尫尪熱悶擁毒赤痢小兒麩豆風
熱驚癇食療云角治赤痢燒灰為

末和水服之。又卒中惡心痛，及熱毒筋骨中風，心風煩悶，治小兒驚熱，以水磨汁服之。〇肉，治癰氣，百毒蠱疰邪鬼，除客熱。〇頭痛及五痔毒，及諸血痢。別錄云：雉肉作羹食之。又吐下，用生犀角末，新汲水調臕服方寸匕即瘥。又蠼螋尿瘡，磨塗之。又小兒驚癇不知人，迷悶嚼舌仰目，以犀角末半錢匕和水服之。

補 日華子云：犀角末，安五臟，補虛勞。

犀角，若妊娠勿服，能消胎氣。

禁 食若食過多令人煩，即取麝香少許，和水服即散。

之即散。

解 角解諸飲食中毒，及藥毒，若服藥過劑，及中毒煩悶欲死者，以犀角燒末

水服方寸匕即瘥又
殺鈎吻鵩羽蛇毒
鹽

毛蟲

虎骨無毒附
膏爪肉

胎生

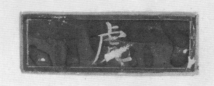

虎骨主除邪惡氣殺鬼疰毒止驚悸主惡

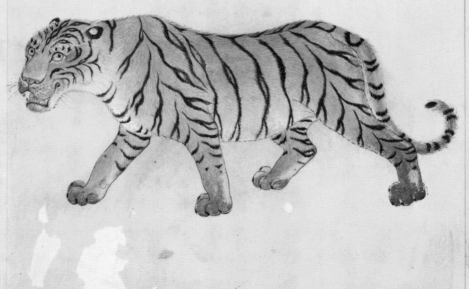

瘡鼠瘻頭骨尤良○膏主狗齧瘡○爪辟
惡魅○肉味酸平無毒主惡心欲嘔益氣
力

名醫所錄

⊙地

圖經曰

本經不載所出州土今山林
處多有之骨用頭及脛色黃者佳睛
亦多僞自獲者乃真爪并指骨毛皆
存之以繫小兒臂辟惡鬼此數物皆
用雄虎者不可入藥麋虎之類凡
射死者猶能傷人也盖藥之毒浸漬骨肉
間猶帶之臨官者佳無官反為人令所
陳藏器云虎威令人所
憎威有骨如乙字長一寸在脇兩傍
破肉取之尾端亦有不如脇者眼光傍

六八

乃虎夜視以一目放光一目看物獵人候而射之弩箭纏及目光隨墮地人得之如白石者是也

〔衍義曰〕頭脛與脊骨入藥陳藏器所注乙骨之事及於射人之終目不光墮地如誣也人之或問曰得風之馬得虎不從也故風木也虎金也木受金制自然之道也所以治骨攣急屈伸不得走注癲疾驚癇骨節風毒等乃此義爾注

〔時〕生無時　採無時

〔用〕骨　牙　膽　鼻　眼睛　眼光　爪　膏　肉　尿中骨　屎

〔色〕黃白

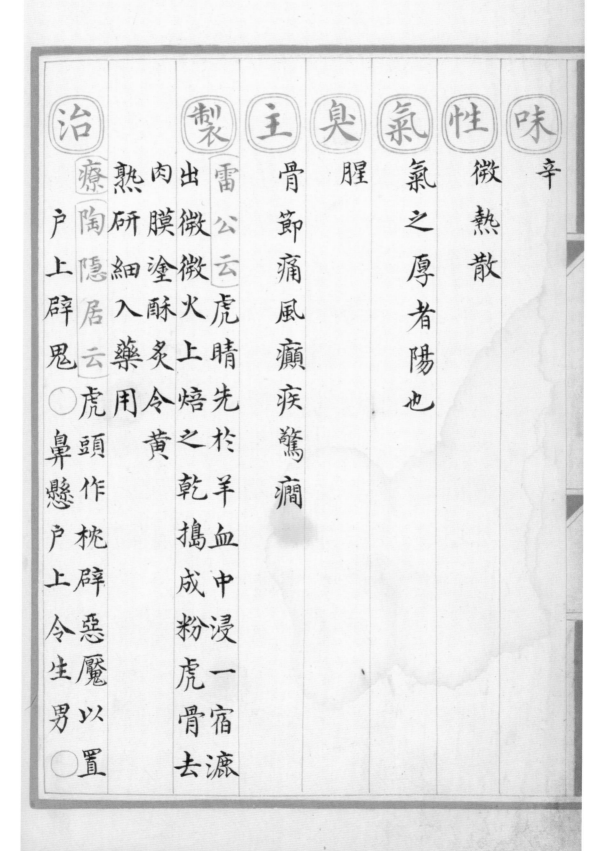

味　辛

性　微熱散

氣　氣之厚者陽也

臭　腥

主　骨節痛風癲疾驚癇

製　[雷公云]虎睛先於羊血中浸一宿濾出微微火上焙之乾搗成粉虎骨去肉膜塗酥炙令黃熟研細入藥用

治　[療][陶隱居云]虎頭作枕辟惡魘以置戶上辟鬼○鼻懸戶上令生男○

骨雜朱書符辟邪惡鬼治齒痛○

爪懸小兒臂上辟惡鬾〔唐本注云〕

○屎傅惡瘡及鬾治火瘡○眼睛牙治癲疾丈

夫驚癲及疽瘻○肉止鼻瘡除癲○骨鬚及汁小

兒眼光去驚邪辟惡鎮心膽治癲小兒眼

浴小兒驚邪辟惡瘡疥治筋骨毒風攣急

屈伸不得走疰疼痛及尸疰腹痛

瘑瘡〔藥性論云〕

溫瘡并小兒傷寒溫瘧疰氣客忤〔日華子云〕〔孟詵說云〕

心及小兒驚啼瘯氣

治食之病辟惡小兒熱驚悸○○膽眼睛治

肉食之辟三十六種精魅

小兒疳痢驚神不安研水服之

骨蒸湯浴去骨節風毒○水膏內下

部治五痔下血　丹溪云　虎骨治瘵

別録云　虎骨治骨髓為末水服方

寸匕又又痢久下肛門凸出不愈者名休息

匕日三即愈○黃虎燋搗末飲服驚癇

取虎骨炙令黃虎睛搗治小兒○虎脂以

掣瘲令凝每日三四次塗之治小兒

消令凝每日研水調灌服

頭瘡不瘡

合治

一脛骨二大兩屑新兩簾搗熬黃合羚羊角二大兩切細三物

以無灰酒浸之春夏七日秋冬倍之

每旦空腹飲一杯治臂脛痛不計深

浅皆効冬中速要服即以銀器物盛

火爐中煖養之三兩日即即可服○虎

腰脊骨一具細剉訖又以斧於石上
更搥碎又取前兩脚全骨如前細搥
之兩件並於鐵床上以大炭火匀炙
翻轉候待脂出甚則投濃美無灰酒
中密封春夏一七日秋冬三七日每
日空腹隨飲性多則多飲性少則少
飲未飯前三度温飲之治腰脚不隨
不拘年深年淺者服此甚効又方以
虎脛骨五六寸淨刮去肉膜等塗酥
炙令極黄熟細擣絹袋子盛以酒一
斗置袋子於甆瓶中然後以糖火微
煎至七日後任情飲之當微利即瘥
○虎脛骨煑作湯浴之或合醋浸治
腰膝急疼筋骨風急痛○虎骨合通
草煑汁空腹服半升覆蓋臥少時汗
即出治筋骨節急痛○虎頭骨一具

五塗酥炙黄搥碎絹袋盛合酒二斗浸

節疼痛不可忍○煨飲之治燥屎白者以馬屎

和之暴乾燒灰傅○治虎燥屎白著手足肩

背發累累如米起色白塗酥刮之合汁黑附子而

復發者○如虎臍脛骨白塗酥炙之合黑出愈而

炮裂去皮二錢匕臍各一兩虎風走注每服溫酒兩痛

調下二錢匕治白虎風走注每服溫酒兩痛

膝脛骨寸匕治猘犬咬人發狂如犬○酒

服方寸匕

蒸餅糊丸如節合子蜜二兩每服清晨溫酒末

虎脛骨二兩搗碎如桐子大每服清晨溫酒虎

頭骨二十丸治大腸痔漏脫肛○熬○骨虎

下二十丸治大合腸豬脂一斤熬○骨

黄取塗月蝕瘡○眼睛一隻為熬以骨

散合竹瀝調少許治小兒夜啼以骨

禁 正月勿食虎肉

解 殺犬咬毒

忌 不可熱食虎肉恐傷齒小兒齒生未

足不可與食恐齒不生

毛蟲

兔頭骨腦肝肉 無毒附 胎生

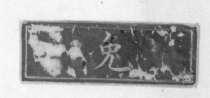

兔頭骨主頭眩痛癲疾○骨味甘主熱中

消渴○腦主凍瘡○肝主目暗○肉味辛

平無毒主補中益氣 名醫所錄

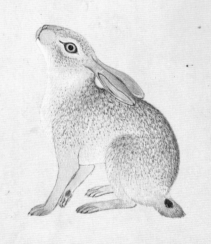

玩月砂　原名

圖經曰　舊不著所出州土，今處處有之，為食品之珍。盖兔止有八竅，感氣而生子，從口出，故妊娠禁食之。衍義曰　兔有白毛者，全得金之氣也，入藥尤功。餘兔至秋深時，則可食，金氣全也。繞至春夏，其味變，時取四脚肘後毛，為遂食飼鵰鷹，至次日却吐出，其意欲腹中逐盡脂肥，使饑急則捕逐速爾。

生　無時
採　無時

骨　肉　腦　肝

治	製	主	臭	氣	性	味	色
療[圖經]曰 髓及膏治耳聾○毛煎湯洗豌豆瘡燒灰傅灸瘡久不瘥者	為末或燒灰用	癲疾	腥	氣之薄者陽中之陰	平	甘	白

不○朧月兔頭令煙盡皮毛摩破作黑灰治天行嘔吐搗

羅之以燒飲之汁服勿令方寸火耗則下食不

瘡更服燒之汁勿令在皮中如針刺

頭皮及鼠瘻○症兔肉治熱氣濕痺[唐本注云][藥]

者及鼠瘻○症兔肉治熱氣濕痺在皮中熱氣濕痺爲

[性論云]朧月兔頭骨和毛髓燒

豆瘡[日華子云]朧月兔頭作醬食去小兒豌

兔催生落胎并治風及產後餘血○不下肝○

目及治頭旋生眼塗手足皸裂成瘡脾

[別錄云]兔頭腦生塗止渴健

一具水煑取汁飲之○水朧月兔足頭

細剉入瓶內密封惟久愈瘻佳塗帛

治發腦發背及癰疽熱愈瘻佳塗帛

上厚封之，熱痛傅之如冰，頻換瘡及治產後陰下脫，燒兔頭灰傅之。

補陶隱居云，兔肉為羹食之益人。[日]

華子云：肝補勞。

合治

兔肝，合決明子作丸服之，明目，及治丹石人上衝，眼暗不見物者○兔皮及毛，治同燒為灰，搶心脹，合酒服，死者○產後胞餘血搶心脹○兔頭燒灰，合酒醋摩，傳出。久疥不瘥○兔骨，合大麥苗蘘汁服，治難產○羸瘦，小便不禁○兔皮燒令煙以絕為度○月望夕取兔屎，內蝦蟆腹中合燒為灰作末，傅大人屎小兒卒得月中蝕瘡○兔腹下白毛，燒膠塗於毛上貼火瘡巳破者，待毛落即膠塗○臁毛月上

兔頭腦髓一箇攤於紙上令勻候乾

剪作符子於面上書生字一箇覺毋

陣痛時用母釵子股上夾定燈焰上

燒灰盞盛之煎丁香酒調下能易產

滑胎為○

黃色為末每二錢入乳香半錢空心

溫酒調下止

疼痛不止日三四服瘥

治痔漏下血

禁

兔肉妊娠不可食及陽事絶令子唇缺凡兔

血脉多食損人元氣不可食之

死者不合眼亦不宜食食兔殺傷人二

不可與白雞肉同食令人面色痿黃

忌

與獺肉同食令人病遁尸與薑橘同

食令人卒患心痛不可

治與乾薑同食成霍亂

筆頭灰

筆頭灰 無毒

兔肉生喫壓丹石毒

八二

筆頭灰主小便不通小便數難陰腫中惡
脫肛淋瀝燒灰水服之所_{名醫}錄

用 兔毫年久使之者良

性 微寒

氣 氣之薄者陽中之陰

主 利小便

治 療別錄云治喉中腫痛不得飲食燒
灰漿飲下方寸匕

含 ○燒灰合酒服治男子交婚之夕莖瘁
敗筆頭一枚燒灰細研為末合生

八三

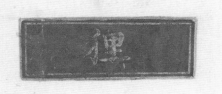

藕汁一盞調下能催生及難產若產
母虛弱及素有冷疾者恐藕性冷動
氣即於銀器內重
湯煖過服之妙

毛蟲

狸骨 無毒附 胎生
陰莖貓

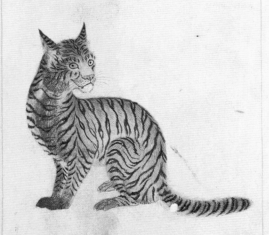

狸骨主風疰尸疰鬼疰毒氣在皮中淫躍

如鍼刺者心腹痛走無常處及鼠瘻惡瘡

頭骨尤良○肉療諸疰○陰莖主月水不

通男子陰癩燒之以東流水服之名醫所錄

圖経曰本経不載所出州土今處處

有之其形似猫種類甚多以虎斑文

者一種斑者不佳皆當用頭骨南

方一種香狸人以作鱠生若北地狐

者堪用猫似不佳皆當用頭骨南

生法其氣甚微有麝氣邕州以南

一種風狸似兔而短多棲息於高木

候風吹而過他木其溺如乳甚難取

人久養之始可得也衍義曰其形類

猫紋色有二如連錢如虎斑紋者皆

可入藥其肉味與狐不相遠江西一

種牛尾狸其尾如牛人多

糟食未聞入藥宜當辨也

性	味	色	質	用	時
					採 生
温	甘	黄	類	骨	無 無
緩		黑	猫	肉	時 時
			而		
			有	陰	
			虎	莖	
			斑	糞	
				溺	

氣 氣厚味薄陽中之陰

臭 臊

主 尸疰惡瘡

治 [療]圖經曰肉及骨治痔疾疼痛可作
羹臛食之不可與酒同食[陶隱居]
云肉治鼠瘻[唐本注云]○屎燒灰溺除止
寒熱鬼瘻發無時度○頭骨炒末治噎
諸風[藥性論云]及頭骨祛
不進飲食[日華子云]肉及頭骨及
○遊風[別錄云]狸頭治鼠瘻鼠蹻瘡
○猫治鼠瘻腫核痛已有瘻鼠蹻瘡口膿
血出者取一物作羹如食法空心
服之瘥○取猫尿塗蝎螫人痛處不

止

含

狸頭燒作灰合酒二錢匕治痔病及
一切風并尸疰腹痛邪氣○骨炙合
麝香雄黃為丸服治痔及瘻瘡○狸
頭蹄骨并塗酥炙令黃搗羅為散每
日空心合粥飲調下一錢匕

禁

治瘰癧腫硬疼痛時火不瘥
正月勿食肉食之傷神

解

食野鳥肉中毒燒骨灰服之

毛蟲

麋骨 無毒附 胎生
肉髓

麈骨主虛損洩精○肉溫補益五臟○髓
益氣力悅澤人面 名醫所錄

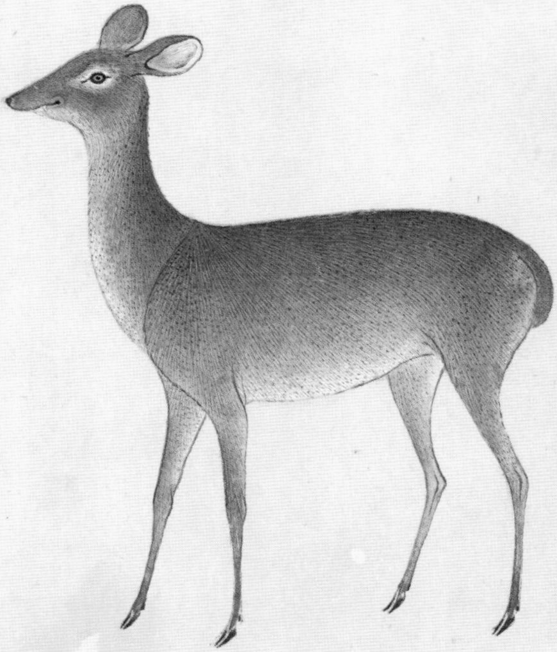

麈州郡

圖経曰

本經不載所出州土今陕阝澤

淺草中多有之亦呼為麢麈之類甚

多麞其總名也有有牙者有無牙者古

用之皆同然其牙不能噬麈蜀崔豹古

今注云麈有牙而不能噬麈有角而

不能觸是也其肉自八月已後至十

一月以前食之勝于羊肉十二月至

七月不宜食道家以麈麈肉為白

脯食之言麈麈能生則不羶腥又非辰屬八卦

惟麞麈言其無禁忌者盖野獸之中

而燕麞麈生則不

於人故温補也

時

生無時　採無時

用

骨無肉也　髓　腦

色 黑黃

味 甘

性 微温

氣 氣厚味薄陽中之陰

治療 別錄云肉作脯治乳無汁與食之勿令婦人知
補 日華子云骨補虛損益精髓悅顏色○臍中香治一切虛損

合治 麋鹿二肉剖如厚脯炙令熟搨淹瘤病可三四易攪痛出膿便愈不除更炙新肉用之良

九一

十二月至七月食之動氣若瘦志者

食之發痼疾

肉不可合鵠肉同食成癥痼

毛蟲

豹肉 無毒 附貃

胎生

郢州豹

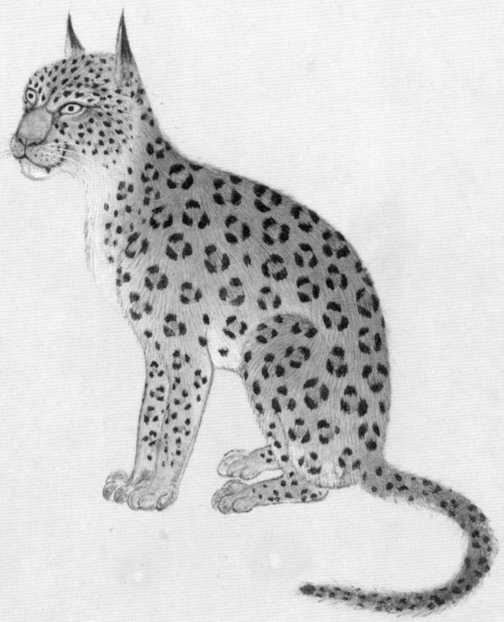

豹肉主安五臟補絕傷輕身益氣久服利
人
名醫
所錄

圖經曰

本經不載所出州土今河洛
唐郢間或有之豹有數種有赤豹詩
云赤豹黃羆陸機踈山海云尾赤而文黑之
謂之赤豹有玄豹有白豹似熊小頭甲脚（興音）
山有玄豹玄豹也郭璞注云似豹而熊小頭
貂（同）白豹也郭璞注云似熊小頭庳脚
黑白相駮能舐食銅鐵人寢及其竹骨皮可以
直中實少髓皮辟濕人寢其皮可
驅溫癘者今曰黔蜀中時有別名貘
鮮有用者今曰黔蜀白色中時別名貘象鼻古方
目有牛尾虎足亦人閙多為其所食頗
為山居之患亦捕以為釜其齒骨極
堅以刀斧推鍛鐵皆碎落以火亦不燬
燒人得之詐為佛牙佛骨以誑俚俗

衍義曰

唯羚羊角擊之則碎毛赤黃
其文黑如錢而中空比比相次此獸黃

猛捷過虎故能安五臟續絕傷輕身

又有土豹毛更無紋色亦不赤其形

亦小此各

自有種也

臭	氣	性	味	用	時
腥	味厚於氣陰中之陽	平	酸	肉 骨頭 脂	生 無時 採 無時

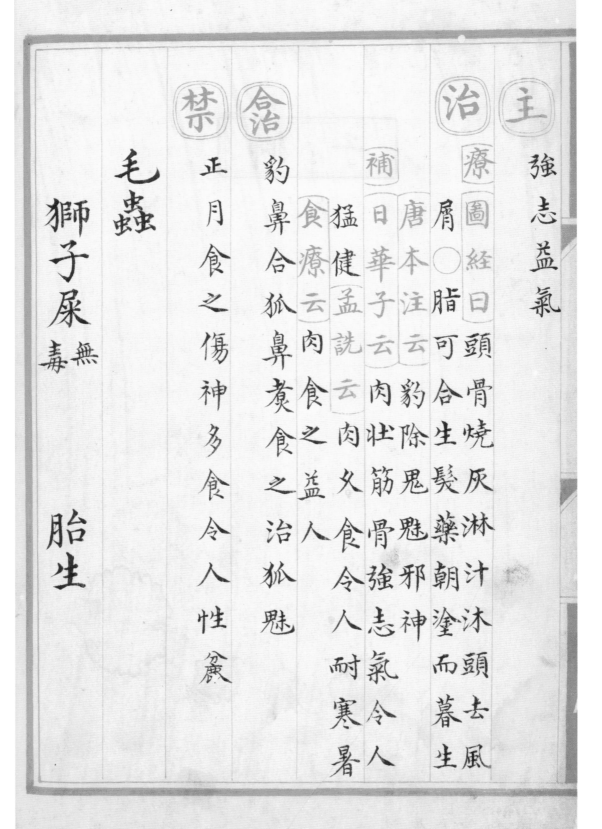

強志益氣

主

治

療 圖經曰頭骨燒灰淋汁沐頭去風

屑〇脂可合生髮藥朝塗而暮生

唐本注云豹除鬼魅邪神

補 日華子云肉壯筋骨強志氣令人

食療云猛健孟詵云肉食之益人

肉久食令人耐寒暑

合治

豹鼻合狐鼻煑食之治狐魅

禁

正月食之傷神多食令人性躁

毛蟲

獅子屎 無毒 胎生

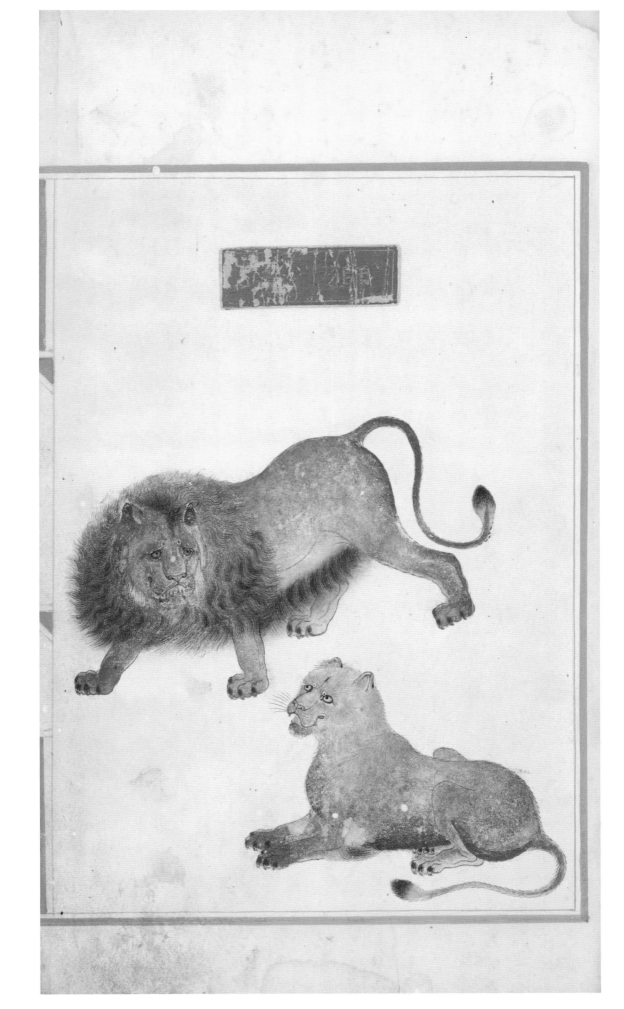

獅子屎　燒之去鬼氣服之破宿血殺蟲　名醫
錄所

謹按物理論云獅子名狻猊為獸之
長也其形似虎正黃色有髯耳微紫銅
頭額如鉤爪鋸齒攝目睭足大如升如
電聲吼如雷尾端茸毛黑色目光如
捻之色不異但無鬐下能食虎豹其
形也因以名國蓋賢君德及幽遠而出
之也其因以名品類不曾七十餘種今撒
者也罕所貢馴養
者麻色所

（名）
天枰
狻猊狀正符物理所云

時 [採] 無時

收 陰乾

用 屎毛

色 赤黑

臭 臭

治 [療] 毛治鬼瘧囊盛佩之

四種陳藏器餘

犢子臍屎主卒九竅中出血燒末服之方

寸匕新生未食草者預取之黃犢為上

姚氏方人有九竅四肢指岐間血出乃暴
驚所為取新生犢子未食草者臍
屎日乾燒末水服方寸匕日四
五頓瘥又云口鼻出血亦良

靈貓陰味辛溫無毒主中惡鬼氣飛尸蠱

毒心腹卒痛狂邪鬼神如麝用之功似麝

生南海山谷如貍自為牝牡亦云蛉貍與

物志云靈貍一體自為陰陽刳其水道連

囊以酒灑陰乾其氣如麝若雜真香罕有

別者用之亦如麝焉

震肉無毒主小兒夜驚大人因驚失心亦

作脯與食之此畜為天雷所霹靂者是

𧴩𧴩　獸名也亦作
　𧴩扶佛切　　　無毒飲其血令人見鬼

也亦堪染緋髮可為頭髮出西南夷如猴

宋孝建中獠子以西波尸地髙城郡安西

縣主簿韋文禮進雌雄二頭宋帝曰吾聞

𧴩𧴩能負千鈞若既力如此何能致之彼

土人丁鸞進曰虁虁見人喜笑則上脣掩
其目人以釘釘著額任其奔馳候死而取
之髮極長可為頭髮血堪染鞾其毛一似
獼猴人面紅赤色作人言馬聲 或作
鳥聲善知
生死飲其血使人見鬼帝聞而欣然命工
圖之亦北山海経爾雅云狒狒如人被髮
迅走食人亦曰梟羊彼俗亦謂之山都郭
景純有讚 文繁
不載脯帶脂者薄割火上炙熟

於人肉傳癬上蟲當入脯中候其少項揭
却湏史更三五度差

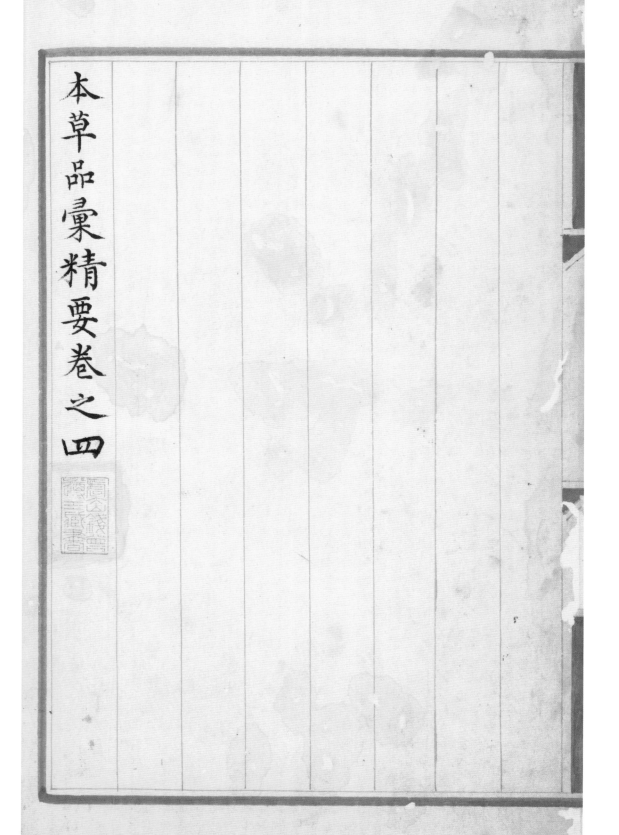

本草品彙精要卷之四

本草品彙精要卷之五

禽部下品

五種名醫別錄字黒

一種唐本先附注云唐附

一十三種宋本先附注云宋附

四種今補

八種陳藏器餘

巳上總三十一種

內一十六種今增圖

白鶴（宋附今增圖）　孔雀（今增圖）　鴟頭（尺脂切　氏切　今增圖）豆

鸂鶒（宋附今增圖）　斑鶴（宋附青鶴　今增圖）　烏鴉（宋附）

練鵲（今增圖）　鴝鵒（唐附今增圖）　鸔鵲（宋昔）

鸕鶿屎（附頭）　鸛骨（今增圖）　白鴿（宋附今增圖）

百勞（宋附）　鶪（宋附今增圖）　啄木鳥（宋附今增圖）

慈鴉（今增圖）　髑髏（宋附今增圖）　鵜鶘（宋附今增圖）

鷾鴯（宋附今增圖）　天鵝（今補）　鵏（今補）

嶋鵒老補今　水鵁補今

八種陳蔵器餘

布穀腳腦骨　蚊母鳥　杜鵑

鴞目　鉤鵅　姑獲

鬼車　諸鳥有毒

本草品彙精要卷之五

禽部下品

羽蟲

白鶴 無毒

卵生

白鶴血主益氣力補勞乏去風益肺○肶
中砂石子摩服治蠱毒邪所錄名醫

名

胎禽

地

圖經曰生青田及揚州今處處有之
其形似鶴而大踈身高脚頂丹身白
項有烏帶翼末有黑羽其喉清亮遠
聞數里小雅云鶴鳴于九皋聲聞于
野是也然有玄有黃有白有蒼白者
堪用餘者次之穆天子傳云天子至
巨蒐二氏獻白鶴之血以
飲天子注云血益人氣力

時

採無時
生無時

色	味	性	氣	臭
白	鹹	平	味厚於氣陰中之陽	腥

羽蟲

孔雀屎 日華子云孔雀微毒

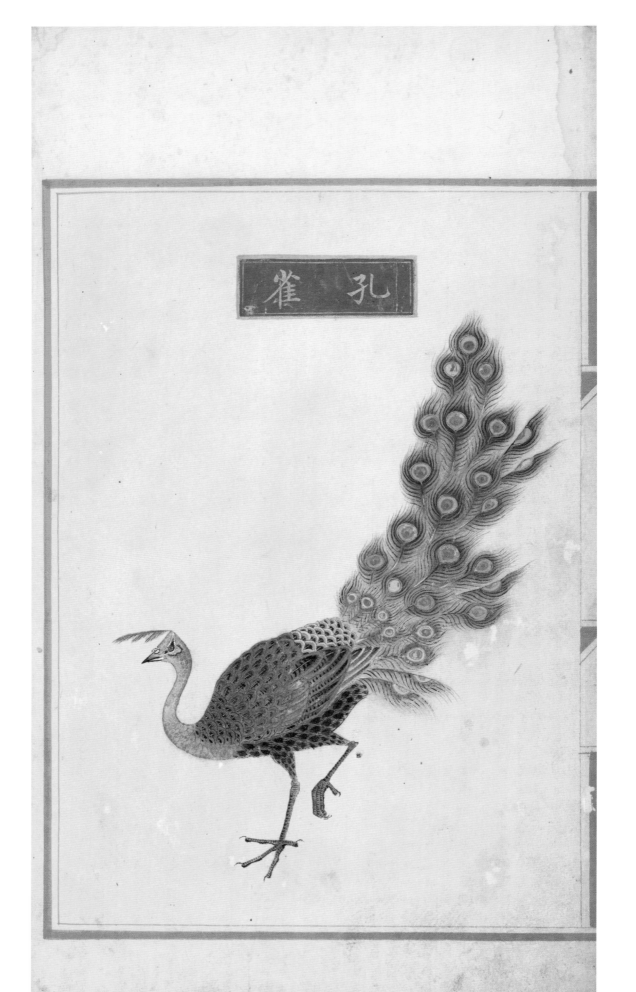

孔雀

孔雀屎主女子带下小便不利　名醫
所錄

陶隱居云出廣益諸州方家不見用

唐本注云交廣有劍南元無其屎堪

入藥用

謹按坤雅云孔雀見影相接便云孕亦與蛇必偶配合止以

音影見蛇則躍博物志云而贖孔雀與蛇多見變色或婉

鵲躍喻如雲云云孔雀尾多變色或拍

而或黃則舞尾有雲霞其翠五色無定而後成

其紅尾則金翠有金翠其翠初年而成三

始生三年後復金翠翠小初春花乃萼同

四月也後其凋有其金翠亦與春花不萼冠

尾衰榮也其類有雌有雄雌有雄冠

尾短而無金翠雄者有雄冠尾長而冠

多金翠，其性頗妬忌，自矜其尾。雖馴養已久，遇婦人童子服錦彩者，必逐而啄之。每欲山棲，先擇之地，欲生捕者，候雨甚往擒之。置且愛其尾，沾雨重不能高翔。人採其尾雛，至以飾扇。惟生取者，則金翠之色不減。南人取其尾者，持刀預潛隱於叢竹間，伺其過，一顧即斬其尾。若不即斷，無復光彩矣。

〔時〕	〔用〕	〔色〕
生 採	屎	青
無時 無時	血肉	白

味　肉鹹

性　尿微寒肉涼

氣　味厚於氣陰也

臭　臭

製　研細用

治　[療]瘡[日華子云]糞治崩中帶下及傅惡

禁　尾入人眼則瞎入人耳則聾

解　肉解藥毒蠱毒〇血生飲之解毒藥

一一七

羽蟲

鴟頭 無毒

卵生

鴟頭主頭風眩顛倒癇疾 名醫所錄

鴟頭 鴟鵂 隻㹠鳶

一二八

地

謹按埤雅云怟鸱即鵩鸓也猫以目聚燕
頜似鷹而白其鳴即雨為囮可以目聚燕
諸鳥畫無所見夜則飛嗷蚊蝱鵩夜撮蚤察服
鬼車之類莊子所謂鵩鵩夜撮蚊鵩察
毫末畫則瞑目而不見丘山藍田呂
氏曰惡聲之鷙鳥也有鵩萃止翩彼
飛鷓為梟為鸇此亦梟之類爾本

用　經不載所出州土今處處有之

色　蒼褐

味　鹹

性　平軟

一二九

㊎氣 味厚於氣陰中之陽

㊎治 療[食療云]肉治癲癇疾

㊎含 飛氏鴟頭二枚合釸丹一斤右二味末
和蜜丸食後三丸治癲癇瘕瘀瘀

羽蟲

鸂鶒
溪鶒 無毒

卵生

鸂鶒

鸂鶒治驚邪食之主短狐可養亦辟之　名醫所錄

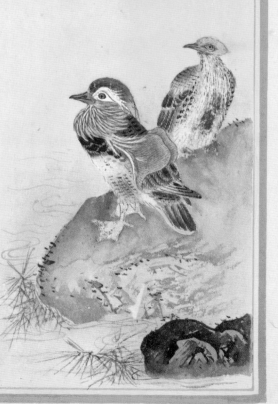

地
圖經曰鸂鶒五色尾有毛如舡拖小於鴨臨海異物志曰鸂鶒水鳥食短狐蓋短狐即史記云蜮其形似鼈含沙射人為害者

性　味　用　時

平緩　甘　肉　生採

　　　　　無時　無時

鷖寒鸂鶒偹鸂短兜是也性食短狐
在山澤中無復毒氣故淮賦云鸂鶒
尋邪而逐害此鳥蓋溪中賦之云勑鸂
邪逐害者故以名之如鸂鶒之步罡
鴛之畫印鸂鶒之勑蜾蠃之祝皆
物之有術智者也然其溪游雄者
左雌者右雖群伍皆有式度也

謹按坤雅云沈約郊居賦所謂秋

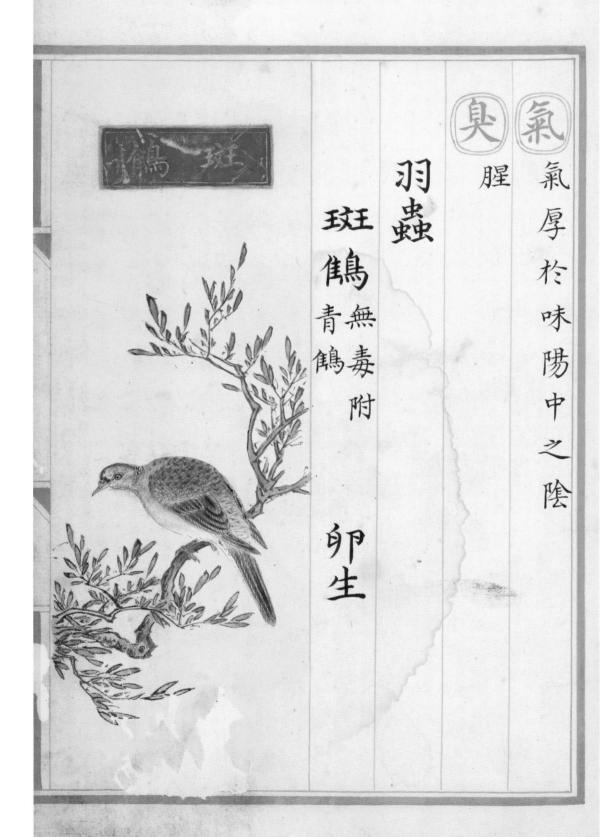

氣

臭

氣厚於味陽中之陰

腥

羽蟲

斑鳩 無毒附

青鳩

卵生

斑鳩

斑鳩主明目多食其肉益氣助陰陽○又
有青鶴平無毒安五臟助氣虛損排膿治
名醫所錄

名　斑鳩　布穀　黃褐侯鳥

地　圖經曰
慶慶有之春分則化為黃褐（衍義曰
斑鶴即）候秋分則化為斑鶴
斑鳩也其性拙不能為巢詩云維鵲
有巢維鳩居之正謂此也然有斑鳩者
有無此斑者色其用則有灰色者有小者有大者化
雖有此數色其用則一也經云能化
人嘗養之數年並不
見其春秋分化也

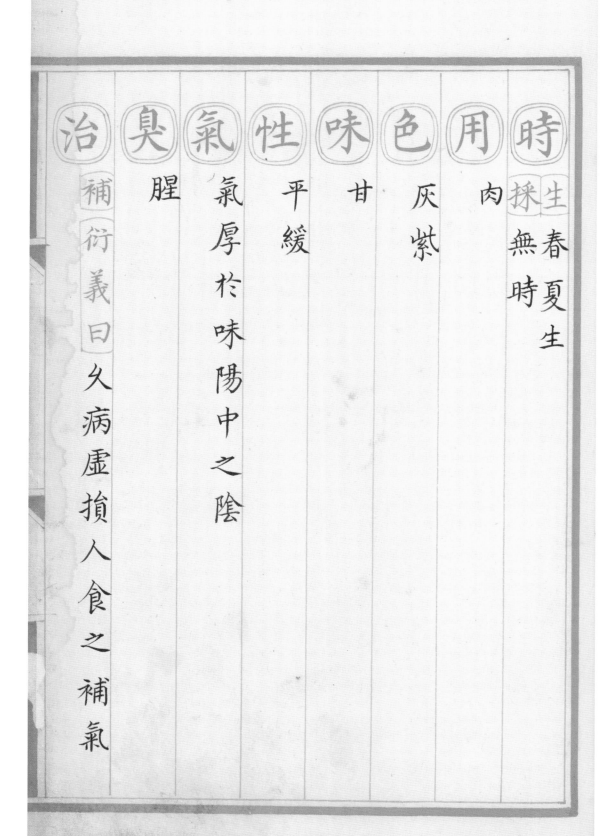

時　生　春夏生
　　採　無時
用　肉
色　灰紫
味　甘
性　平緩
氣　氣厚於味陽中之陰
臭　腥
治　補　衍義曰久病虛損人食之補氣

羽蟲

烏鴉 ^無毒

卵生

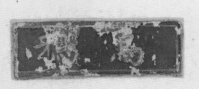

烏鴉治瘦痎嗽骨蒸勞臘月尾尾鉇泥煨燒為灰飲下治小兒癇及鬼魅○目睛注目

中通治目

名醫所錄

地 圖經曰舊不著所出州土今在慶有
之

謹按此鳥大於慈烏身喙盡黑其
鳴啞啞故名之烏鴉也格物論云
一種大喙白頸者南人謂之鬼雀
其聲惡而致人所憎故俗以吉凶
占之也

時 生無時
抺月取
用 翅羽嘴足頭
臕

質 類慈烏而大

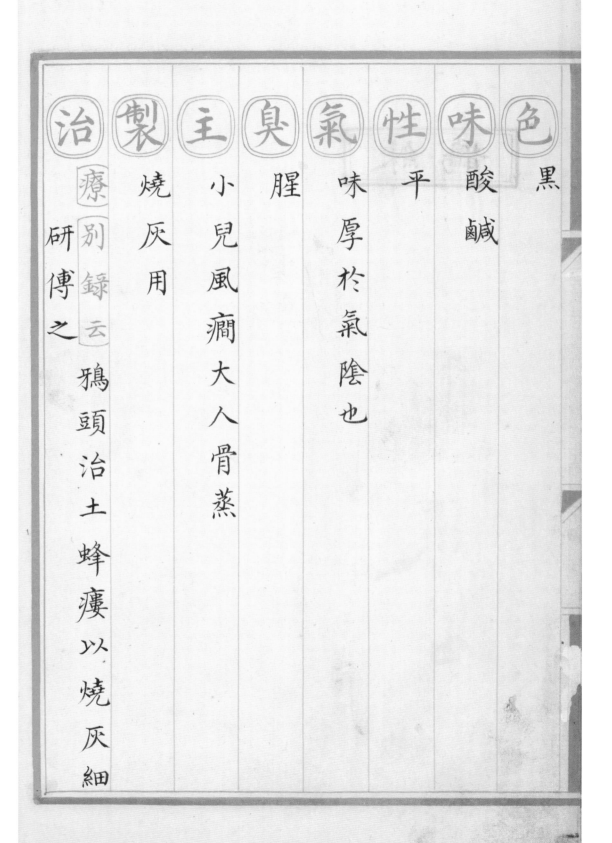

色　黑

味　酸
　　鹹

性　平

氣　味厚於氣陰也

臭　腥

主　小兒風癇大人骨蒸

製　燒灰用

治　療別錄云鴉頭治土蜂瘻以燒灰細
　　研傅之

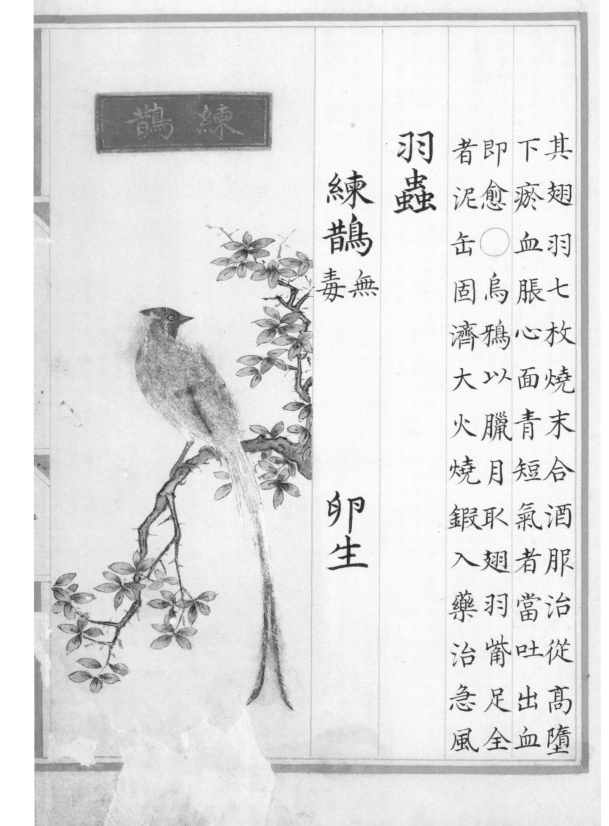

羽蟲

練鵲 無毒 卵生

其翅羽七枚燒末合酒服治從高墮

下瘀血脹心面青短氣者當吐出血

即愈○烏鴉以臘月取翅羽嘴足全

者泥缶固濟大火燒鍜入藥治急風

練鵲

練鵲益氣治風疾冬春間取細剉炒令香

袋盛於酒中浸每朝取酒溫服之 名醫所錄

地 [圖經曰] 舊本不著所出州土今山林間處處有之形似鸜鵒眼赤而小雄者色白雌則灰褐其尾俱長嘴腳盡紅項頷微翠常與鴉鵲群飛人以網者得之入藥唯食槐子者良

時 [生] 無時 [採] 冬春間取

質 類鸜鵒

色 灰褐

味 甘

性 溫平

氣 氣之厚者陽也

臭 腥

製 細剉炒令香用

羽蟲

鵁鶄 無毒

卵生

鶡鶋肉主五痔止血炙食或為散飲服之

名醫
所錄

地〔唐本注云〕舊本不著所出州土江南多有之此鳥似鵯而有幘黑身金眼翅翮有白人於端午以東壁土撚其舌能效人言也

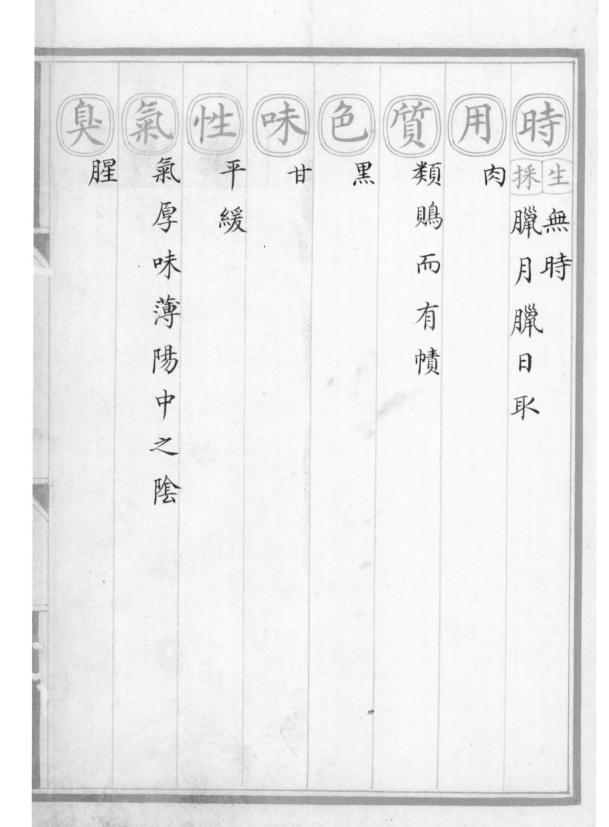

時	用	質	色	味	性	氣	臭
生無時 採臘月臘日取	肉	類鵰而有幘	黑	甘	平緩	氣厚味薄陽中之陰	腥

止吃噫除久嗽

製 [食療云] 作羹食之或搗用

治 [療] [日華子云] 肉治老嗽及吃噫下氣須臘月取者炙食之臘月取鴝鵒炙搗為末合白蜜九服之治老嗽不瘥非臘月得者不

含 臘月臘日取鴝鵒炙搗為末合白蜜九服之治老嗽不瘥非臘月得者不堪用○能見雲外之物研點眼甚明日目睛合乳汁研點眼甚明日目睛合乳汁研點

羽蟲

雄鵲 無毒 卵生

雄鵲主石淋消結熱_{名醫}

雄鵲主石淋消結熱 <small>名醫所錄</small>

名　飛駁鳥

地　圖經曰

舊不著所出州土今在處有之每遇冬至架巢春乃成之其巢最為完固此鳥不交惟是傳枝感氣育卵而生也用之燒作灰以石投中散

一三五

解者是雄也〔陶隱居云〕鳥之雌雄難
別舊云其翼左覆右者是雄右覆左
者是雌又燒羽作屑内水中沉者是
雄浮者是雌今云投石恐止是鵲也
餘鳥未必爾其腦五月五日取之亦入術家用

時	用	色	味	性
生 春夏 採 無時	肉 腦	黑 白	甘	寒

氣 氣之薄者陽中之陰

臭 腥

主 消渴

製 燒灰或淋汁用

治 療圖經曰肉治風及大小腸澀四肢
煩熱胷膈痰結陶隱居云雄鵲子
下石淋燒作灰淋耳汁飲之日華
子云肉治消渴疾○鵲巢多年者
燒灰療癲狂鬼魅

禁 婦人不可食
及蠱毒亦傅瘻瘡

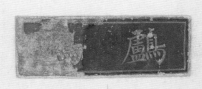

鸕鷀屎_附有毒
　　頭

鸕鷀屎主去面黑䵟鼆誌○頭微寒主鯁
及噎燒服之_{名醫}
　　　　　_{所錄}

名
　蜀水花

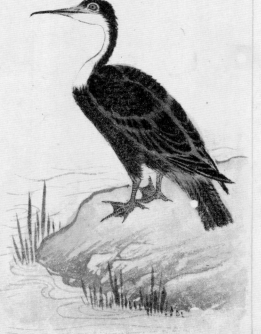

地
圖經曰：舊不載所出州土，今水鄉皆
有之。此鳥胎生，從口中吐雛，如兔子
類之。故杜臺卿淮賦而低昂云是也，鸕鷀
九鸕鷀銜翼而低昂云是也。鸕鷀吐產婦臨於蓐
令執花之，就則易。石上生其屎，耳用多在山石名上蜀紫
色如蜀水花，唐之者安得方一物，而用兩用鸕鷀未知，又蜀
水用的，有別白者，一名曰似白鸕鷀而不堪，頭細背長
其頂上此老鴟鳥，巢於卵大木，口吐其雛，群集宿慶，今藥用常人食久謂
衍義曰：水木枯以，其鴟其雛糞毒云也，執懷之易產者不敢，二說
則為口吐，官其於其瀆州，公宇後有大木二
盖為枯口吐，其雛糞毒云也，執懷之易產不敢，一說
相戾嘗官吐於其瀆州公宇後有大木二一
株其上有三四十巢，日夕觀之，既能一
骼

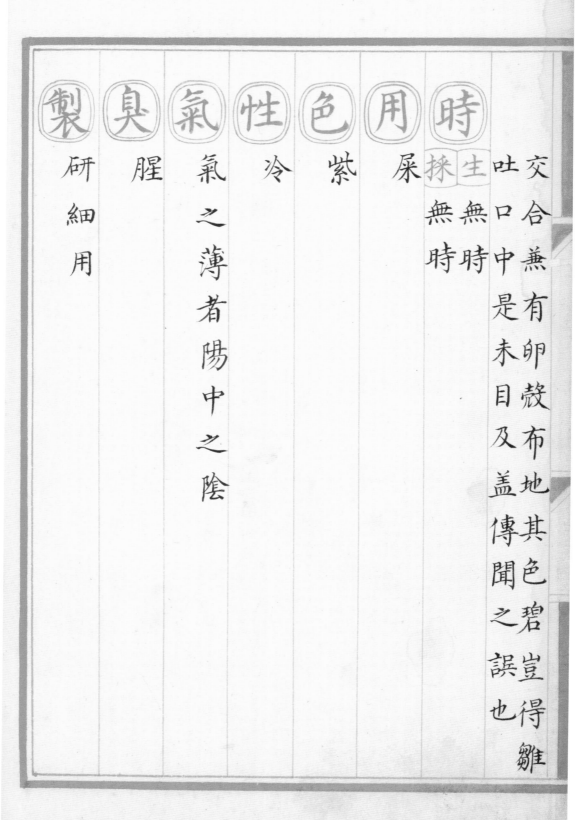

製　　臭　　氣　　性　　色　　用　　時

研　　腥　　氣　　冷　　紫　　屎　　採　生
細　　　　之　　　　　　　　　　無　無
用　　　　薄　　　　　　　　　　時　時
　　　　　者
　　　　　陽
　　　　　中
　　　　　之
　　　　　陰

交合燕有卵殼布地其色碧豈得雛
吐口中是未目及蓋傳聞之誤也

羽蟲

鸛骨 無毒

治

療 陶隱居云 骨治魚骨鯁 別錄云 糞

燒灰水服方寸匕骼斷酒

合治

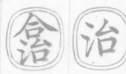

糞和脂油調傅面皯疱及湯火瘡痕

并丁瘡 〇屎乾碾為末炙豬肉點與

小兒噉之治疳蚘 〇糞一合研以

膽月豬脂和每夜傅鼻面酒戲皰

肉懷妊不宜食

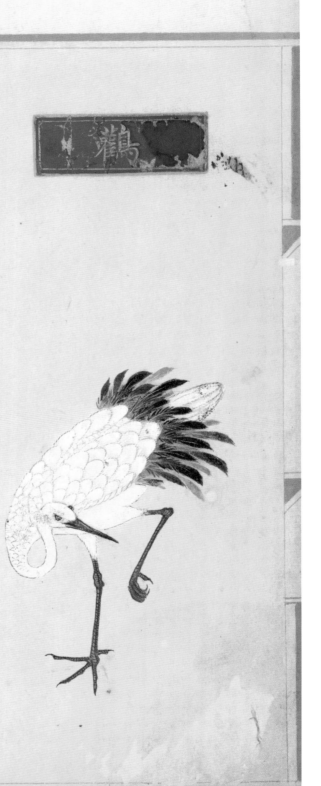

鶴

鶴骨主蠱毒諸症毒五尸心腹疾　名醫所錄

[陶隱居云] 鶴有兩種似鵠而巢樹者
為白鶴黑色曲頸者為烏鶴入藥以
白者良 [衍義曰] 其巢棲殿吻上亦有
鶴頭無丹項烏帶身如鶴者是惟不

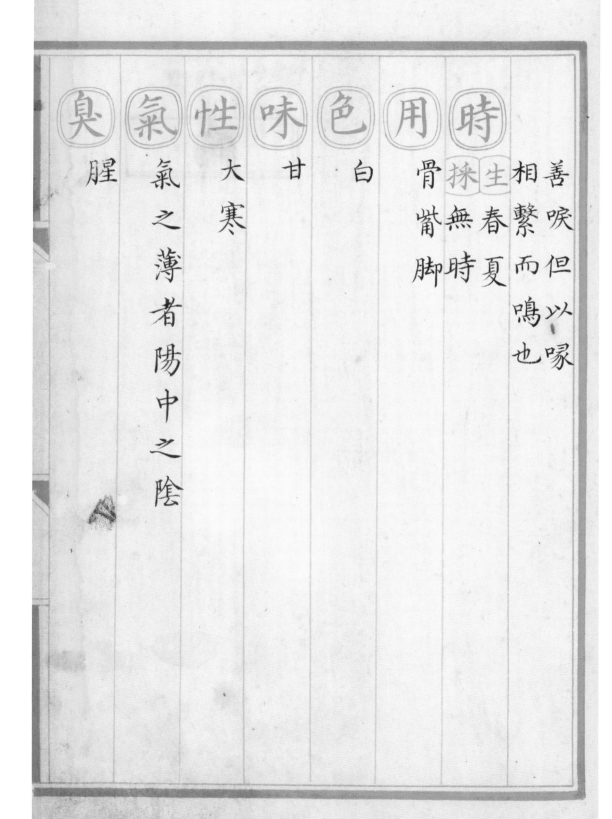

臭　腥

氣　氣之薄者陽中之陰

性　大寒

味　甘

色　白

用　骨觜脚

時　生春夏
　　採無時

善喉但以喙
相繫而鳴也

治 療 陶隱居云脚骨及嘴治喉痹飛尸蛇虺咬及小兒閃癖大腹痞滿並

含治 糞汁服之燒為黑灰飲服亦佳骨炙令黃末空心合煖酒服方寸七治尸疰鬽疰腹痛

羽蟲

白鴿 無毒 卵生

白鴿肉主解諸藥毒及人馬久患疥〇屎
主馬疥〔一云犬疥〕人患疥食之立愈馬患疥入
鬃尾者取屎炒令黄擣為末和草飼之又
云鵝鴿暖無毒調精益氣治惡瘡疥并風

鷰白癬瘕瘊風炒酒服傅驢馬疥瘡亦可

名醫
所錄

地 圖經曰 舊不著所出州土今處處有

之此鳥類鳩而大畜之能馴攜至數

十里縱之亦能抵家乃禽中之靈者

也其種羽色品類尤多而以純白者

堪入藥用一種野鴿其形不殊但所

巢於寺觀樓閣上其性不受人畜所

謂左盤龍者是其屎入風藥龍多用之

時 生無時
採無時

用 肉
屎

質	色	味	性	氣	臭	治	倉
類鳩而大	白	鹹	平軟	味厚於氣陰中之陽	腥	療別錄云白禿瘡以糞擣羅為散先以醋米泔洗了傅之立瘥	白鴿屎五合以好醋和如稀膏煮三兩沸日三傅之治頭極痒不痛生瘡

蠱者○○白鴿毛糞燒灰以飲和服之治

白花鴿一隻切作小臠合土蘇

煎含嚥汁治消渴飲水不知足○野

鴿糞一兩炒微焦合麝香別研白朮

各一分赤芍藥青木香各半兩紫胡

三分延胡索一兩炒赤色去薄皮七

物同為末溫無灰酒空心調一錢服

治帶下排膿候膿盡即止後服仍以

他藥補

血臟

病者食之雖益恐多食減藥力

一切藥毒

羽蟲

百勞　卵生

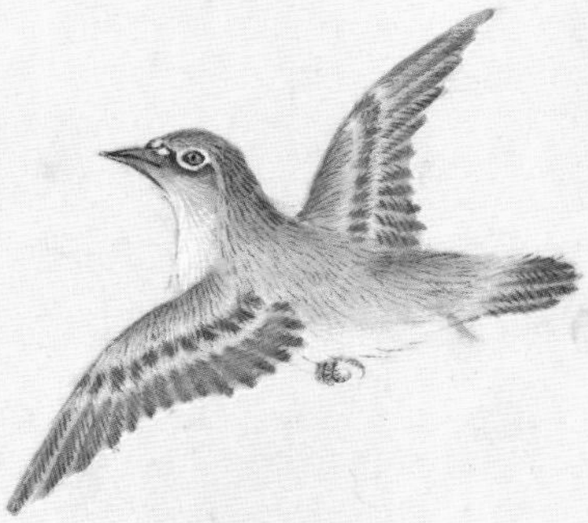

百勞毛主小兒繼病繼病母有娠乳兒兒
有病如瘧痢他日亦相繼腹大或差或發
他人相近亦能相繼北人未識此病懷妊

者耴毛帶之又耴其蹋枝鞭小兒令速語

名醫所錄

鵙　博勞　伯趙

名

地　圖經曰

舊不著所出州土今處處有

之鄭禮注云鵙博勞也其飛不能翔

翔但䗖翅上下而已月令鵙始鳴應

陰氣之動陽氣為仁義陰氣為殘賊故因其

伯而名之詩曰七月鳴鵙八月載績鵙鵙

音而名之詩曰七月鳴鵙八月載績

盖倉倉庚鳴可知蠱之候也陰氣至故陽氣分而鵙鳴

可績之候也或曰不鵙鳴在上蝎反曰不鵙行金

動鵙鳴在上蝎反曰不鵙行金得伯勞之

血則昏鐵得礪鷄之膏則瑩石得鵲髓則化銀得雉糞則枯凡物之相制有如此也

時（採生）　生春夏　採無時

用　毛

性　平

氣　氣之薄者陽中之陰

臭　腥

羽蟲

鶉　無毒

卵生

鶉主補五臟益中續氣實筋骨耐寒溫消
結熱小豆和生薑煮食之止洩痢酥煎偏
令人下焦肥四月勿食蝦蟆化為也　名醫
所錄

名

羅鷭　早秋　白唐

地

野慶皆有之此鳥有兩種有丹有白江北田

別錄云

若遇小草橫於前即旋行然避礙以橫草

性淳厚之易熟故曰鷭也　無常其

居而有四本經云詩云鷭之　奔言不宜食鷭不

亂其四本經云四月鷭已前不宜食鷭

以其蛙變故次者是時半為雨水絕無蛙聲

人有得於水次謂者是半月令云田鼠化

事見墨子問云斯駕謬矣盖物之變非一化

為駕素問云斯駕謬也

揆也衍義曰鷭有雌雄從野卵屢得其

化也其說甚容易嘗於椎田野卵屢得其早秋

卵初生其說謂之早秋

中秋已後謂之羅鷭白唐至初秋一物謂之四名當

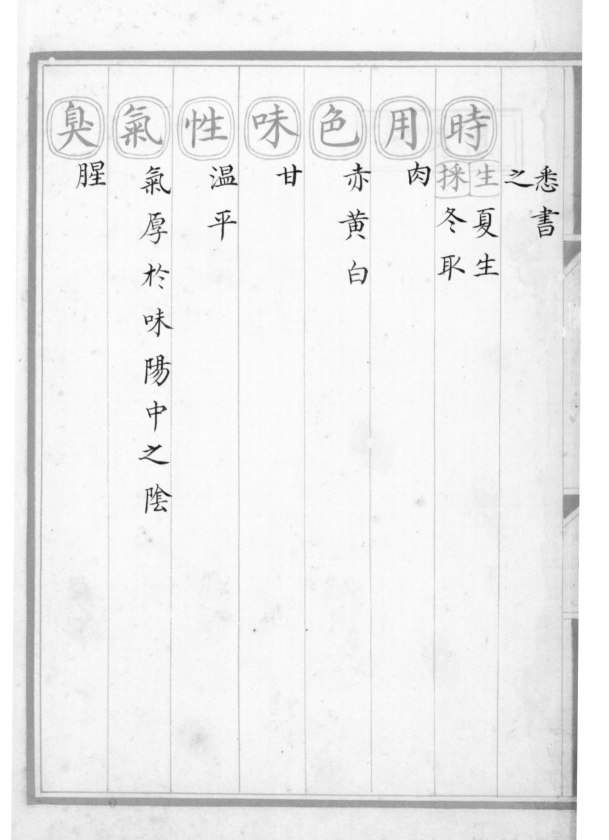

臭　氣　性　味　色　用　時

腥　氣厚於味陽中之陰　溫平　甘　赤黃白　肉　生夏生　冬取　之悉書　採

治[療衍義曰]治小兒患痄及下痢五色

旦食之有効

忌與豬肉同食令人生小黑子和菌子

食之令人發痔

羽蟲

啄木鳥無毒

卵生

啄木鳥主痔瘻及牙齒疳䘌蟲牙　名醫所錄

地
圖經曰

啄木即鴷鳥也，有大有小，有褐有斑，褐者是雌，斑者是雄，嘴舌長寸餘而有利鍼，曲爪穿木食蠹，俗云此鳥善為禁法，能鍼地為印，物之有智術者也，今人以鼠竊用其印乃，則穴之有塞自開者也，以翼墁之，此以發扃得啄木貨之。時記云：野人以五月五日得啄木，楚歲時記云，主齒痛，古今異傳云，本雷公採藥吏化為此鳥。淮南子云：斲木愈齲，信犾。又有青黑者，黑者頭上有紅毛，生山中土，人呼為山啄木，大如鵲也。

時
生　無時　採　無時

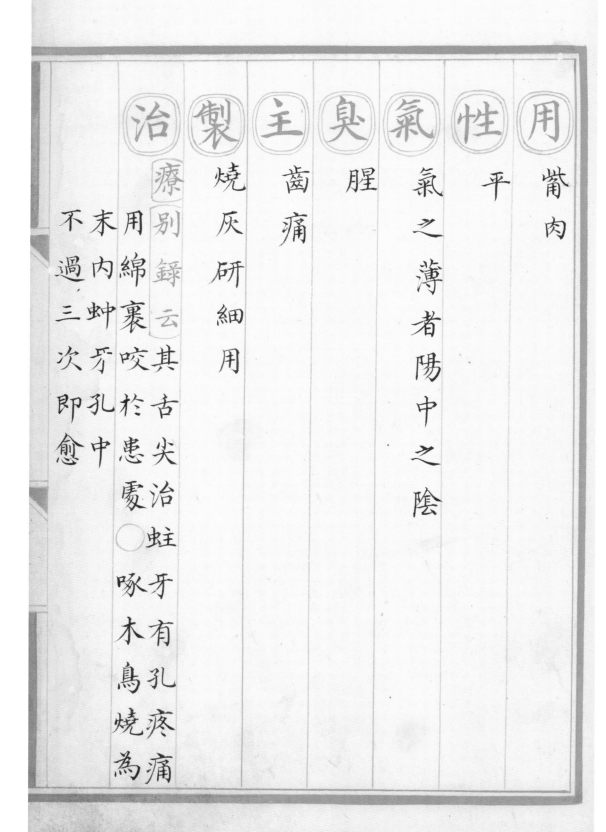

用　嘴肉

性　平

氣　氣之薄者陽中之陰

臭　腥

主　齒痛

製　燒灰研細用

治　[療]　[別錄]云其古尖治蛀牙有孔疼痛
用綿裹咬於患處○啄木鳥燒為
末內蚛牙孔中
不過三次即愈

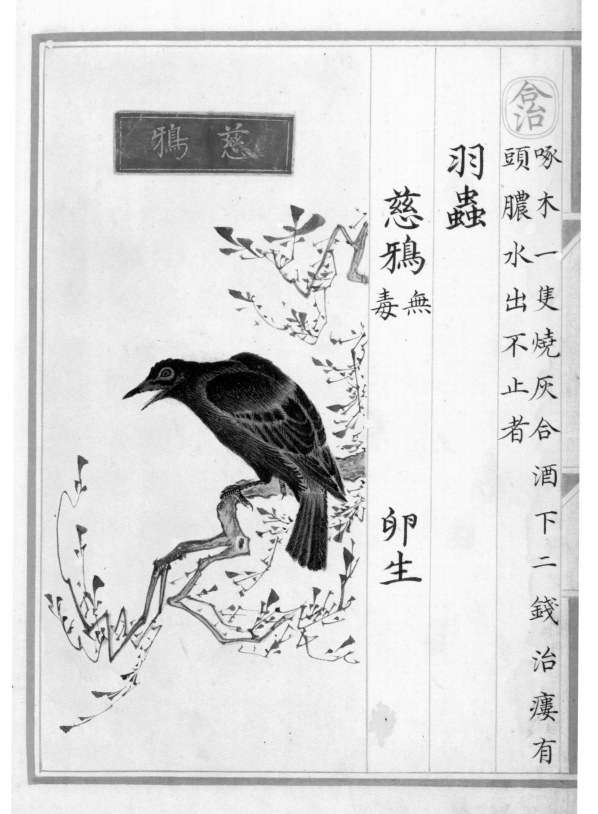

慈鴉

啄木一隻燒灰合酒下二錢治瘻有
頭膿水出不止者

羽蟲

慈鴉 無毒

卵生

慈鴉補勞治瘦助氣止欬嗽骨蒸羸弱者

和五味淹炙食之良 所名醫錄

名 慈烏 寒鴉

地 圖經曰 舊本不著所出州土今處處
有之惟北地極多此鳥似烏而小多
鴉其肉不作膻臭即今處之寒鴉也
集群飛不作鴉鴉聲而能反哺者謂之
烏小而腹下白不反哺者謂之雅
謹按埤雅云純黑而反哺者謂之
烏白項而群飛者謂之燕烏也

用 肉 目睛

質	色	味	性	氣	臭	主	倉
類烏鴉而小	黑	酸鹹	平	味厚於氣陰也	腥	止嗽補羸弱	合五味醃炙食之治瘦病咳嗽骨蒸

羽蟲

鶡鵰_{無毒}　　卵生

鶡鵰主助氣益脾胃頭風目眩煑炙食之
頓盡一枚至驗_{名醫所錄}

名

地

鶠鸚　髇鴟　髇鶠

圖經曰
其鳥南北皆有似鵲尾短黄
色多聲在深林間飛翔不遠北人名
春鶠鳴或呼京為賦骨鶠嘲也
謹按埤雅食云之鶻鳩鴿堅鷙大如彈丸
俯擊鳩鴿食之鶻鳩鴿中其拳隨空
中即側身自下承之甫承所之賦義在
言鶻即有義性杜甫承之賦義以煉其爪矢
掌左右易之盈握即縱縱去其在東其爪矢
則冬日不易東之旦握者夜以在東其爪矢
其義性有不擒有縱如此南凡鳥亦然盖
曰嘲夜鳴曰啄禽多經夜曰叫此鳥之朝
多朝鳴水宿之鳥禽多夜叫此鳥朝

気　性　味　色　質　用　時

鳴故謂之

鵤鵤也

味　平　鹹　灰　類　肉　採　生
厚　軟　　　褐　鵤　　無　春
於　　　　　　而　　時　夏
気　　　　　　尾
陰　　　　　　短
中
之
陽

臭 腥

主 頭風目眩

製 煑炙用

治 療圖經曰肉治江東人呼頭風為瘇頭先從兩項邊筋起直上入頭目眩頭悶者是

羽蟲

鵜鶘 無毒

卵生

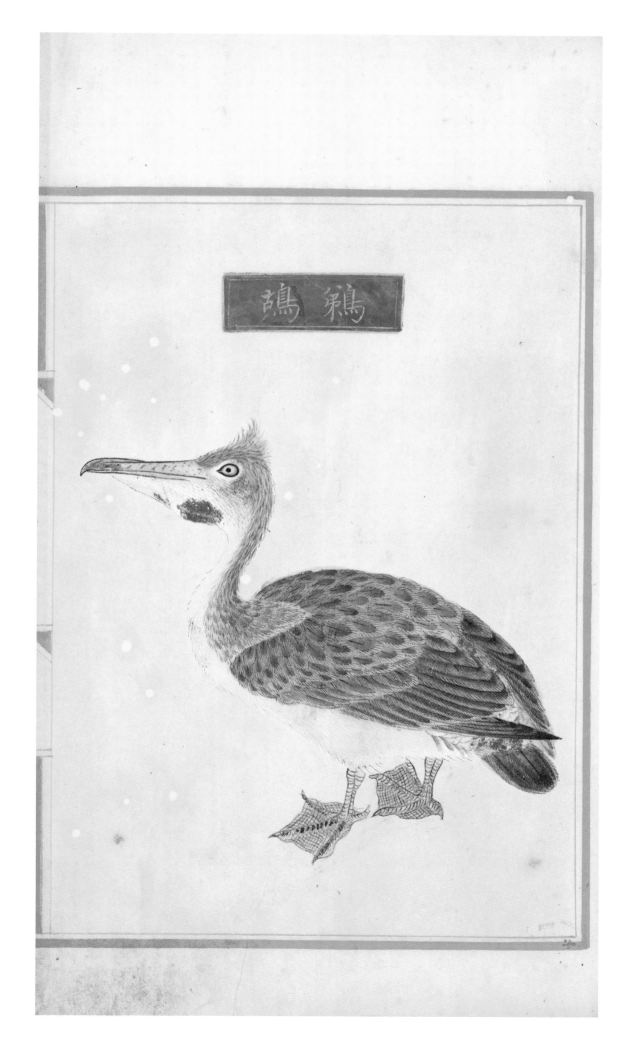

鶬鴰嘴主赤白久痢成疳者燒為黑末服一方寸匕〔名醫所錄〕

名　逃河

地　圖經曰：舊不載所出州土，今江北水澤間皆有之。此鳥大如蒼鵞，顧下有皮袋，容數升物，展縮由袋中盛魚，若遇水小以養魚。其性好群飛，沉水食之，令水竭，魚露乃共食之。身是水沫，惟胸前有兩塊肉如拳，肉因名逃河。詩云：維鵜在梁，不濡其嘴。鄭人云：鶬鴰味喙。言愛其嘴，其味油〔切竹救〕，救透人云肌骨，故膏藥也。鳥今猶有肉，云昔人竊肉入河，化為此……

（性）平 軟

（味）鹹

（色）灰白

（質）類蒼鵝而大頷下有囊

（用）觜及油

（收）皮袋盛之則不漏
油以諸器不能盛貯惟以此鳥頷下

（時）採 生 無時 春夏

用之多
中之

氣 味厚於氣陰中之陽

臭 腥

製 嘴燒灰為末用

羽蟲

鴛鴦 有小毒

卵生

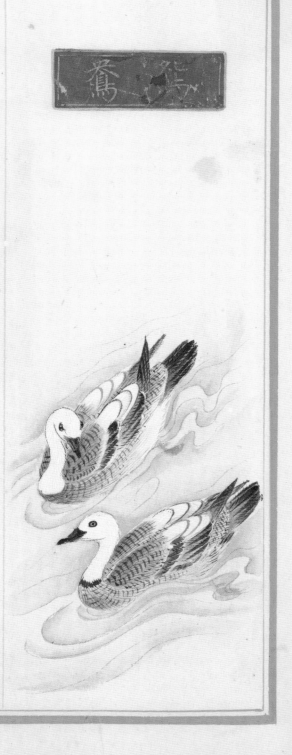

鴛鴦肉主諸瘻疥癬病以酒浸炙令熱傳

瘡上冷更易　　名醫所錄

謹按格物論云鴛鴦文禽也類鳬毛
有文采和鳴多好音雌雄並飛未嘗
相離人得其一則一相
思而死故謂之匹鳥也

名	時	用	質	色	味	性	氣
匹鳥 鄧木鳥 鴬也	生春夏 採無時	肉	類鳬	彩	鹹	平軟	味厚扵氣陰中之陽

臭 腥

治 療食療云肉食之則令人羡麗及治
夫婦不和作羡臛私與食之立相
愛也別錄云鄧

木鳥治齒痛

倉 肉合清酒炙食之治瘻瘡〇鴛鴦一
隻煮令極熟細細切合五味醋食之
治五痔瘻瘡
作羹亦妙
肉多食令人患大風

禁 羽蟲

天鵝 無毒

卵生

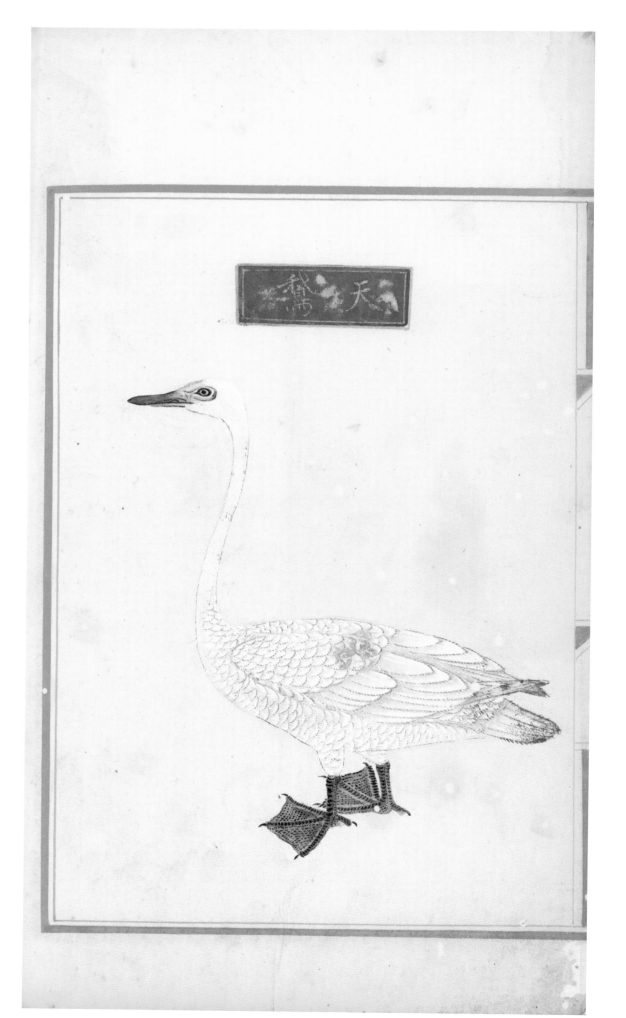

天鵝主補中益氣補今

我主補中益氣補

謹按此種出江淮間水澤處多有之
狀似家鵝而大觜黑頂黃其頸細長
足黑毛白俗謂之金頭鵝以大者為
上小者次之又有花者亦有不䏻鳴
者飛則翎響其肉微腥
皆不及金頭為勝也

味　色　用　時
甘　白　肉　採生
　　　　　春夏
　　　　　無時

性 熱

氣 氣之厚者陽也

臭 腥

羽蟲

鴇 無毒

卵生

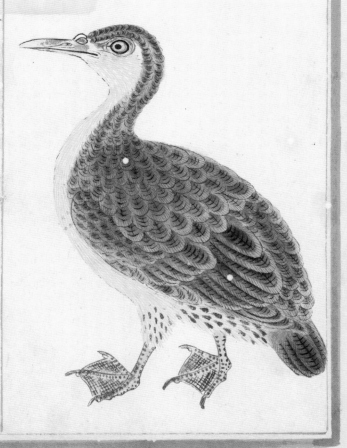

鵚

鵚肉主補益人 補今

謹按埤雅云此鳥似鴈而足無後指
亦無舌性不木止毛有豹文故名獨
豹肉雖羶而味美遇鷙鳥能激糞禦
之著其毛悉脫其群居如鴈自然而

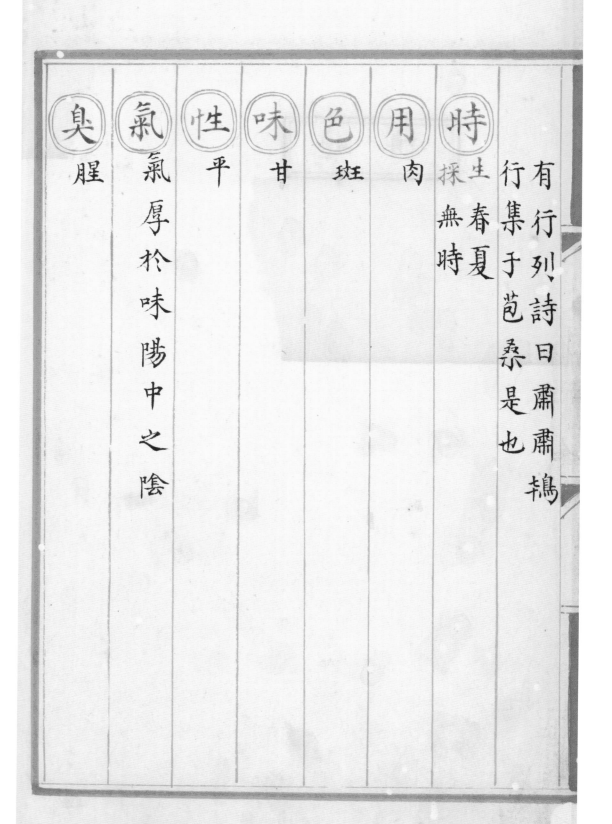

臭 腥

氣 氣厚於味陽中之陰

性 平

味 甘

色 斑

用 肉

時 採無時
生春夏

有行列詩曰肅肅鴇
行集于苞桑是也

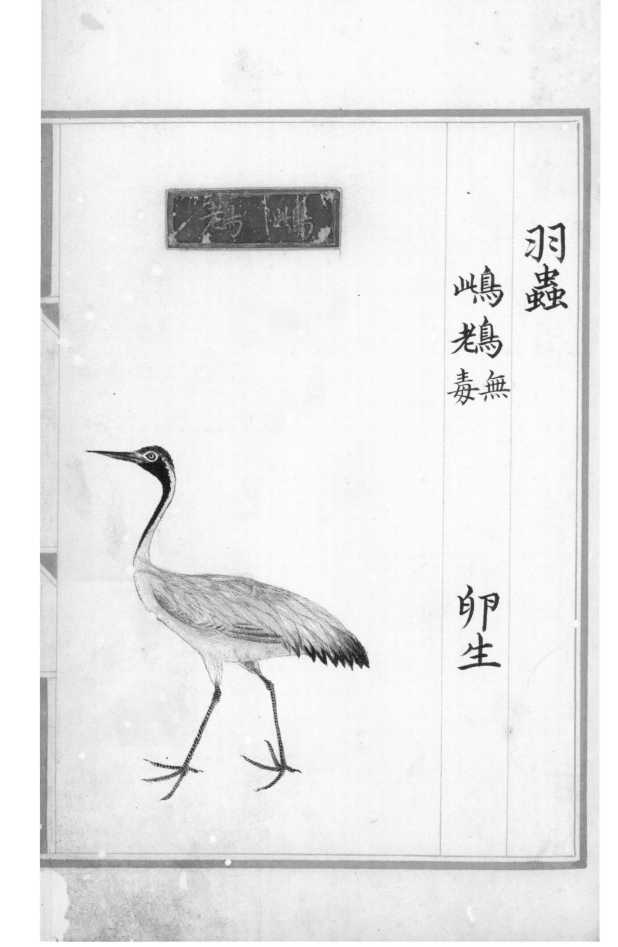

羽蟲

嶋鷁無
鷁老毒
毒

卵生

嶋鵝主補中益氣食之甚有益人〇髓味
甘美補精髓補今

地 謹按此鳥舊本不載今考其形似鶴
而小灰色赤頰項有白帶然有數種
有白嶋鵝黑頭嶋鵝胡嶋鵝其味
皆不同也今慶慶田澤中有之

時 生無時 採 春夏

用 肉 髓

質 類鶴而小

色 灰褐

味 甘

性 溫緩

氣 氣之厚者陽也

臭 腥

製 炙食之味尤美

羽蟲

水札 無毒

卵生

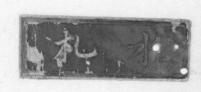

水札主補中益氣宜炙食甚美補今

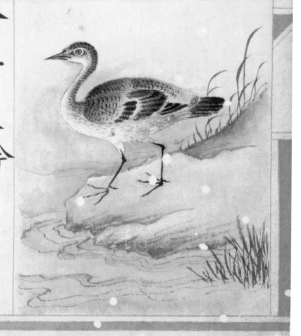

地
謹按舊本不載所產今池澤水田多
有之其形似水雞小而尖喙長頸短
尾蒼赤色飛躍水
面能捕魚食者也

時
生無時
採無時

用	色	味	性	氣	臭
肉	蒼赤	甘	平	氣之薄者陽中之陰	腥

八種陳藏器餘

布穀脚腦骨令人夫妻相愛五月五日收

帶之各一男左女右云置水中自能相隨

又江東呼為郭公北人云撥穀一名穫穀

似鷄長尾爾雅云鳲鳩注云今之布穀也

牝牡飛鳴以翼相拂禮記云鳴鳩拂其羽

鄭注云飛且翼相擊

蚊母鳥翅主作扇蚊即去矣鳥大如雞黑

色生南方池澤茹藘中其聲如人嘔吐每

口中吐出蚊一二升爾雅云鶼蚊母注云

常說常吐蚊蚊錐是惡水中蟲羽化所生

然亦有蚊母吐之猶如塞北有蚊母草嶺

南有蟲母草江東有蚊母鳥此三物異類

而同功也

杜鵑初鳴先聞者主離別學其聲令人吐

血於廁圂上聞者不祥獸之法當為狗聲

以應之俗作此說按荊楚歲時記亦云有

此言乃復古今相會鳥小似鷂鳴呼不已

蜀王本記云杜宇爲望帝淫其臣鼈靈妻
乃亡去蜀人謂之望帝異莬云杜鵑先鳴
者則人不敢學其聲有人山行見一群聊
學之嘔血便殞楚詞云鵾鴂鳴而草木不
芳人云口出血聲始止故有嘔血之事也
鷞目無毒吞之令人夜中見物又食其肉
主鼠瘻古人重其炙固當肥美內則云鵑
鷞眸其一名梟一名㹴吳人呼爲䰢魂惡

聲鳥也賈誼云鵩似鴞其實一物入室主
人當去此鳥盛午不見物夜則飛行常入
人家捕鼠周禮硩蔟氏掌覆妖鳥之巢注
云惡鳴之鳥若鴞鵩也
鉤鵅音革入城城空入宅宅空怪鳥也常在
一慶則無若聞其聲如笑者宜速去之鳥
似鴞有角夜飛晝伏爾雅云鵋鶀欺注云
江東人呼謂之鉤鵅北土有訓胡二物相

似抑亦有其類訓胡聲呼其名兩目如貓

兒大於鴟鵂乃云作笑聲當有八死又有

鵂鶹亦是其類微小而黃夜䏦入人家拾

人手爪知人吉凶張司空云鵂鶹夜鳴人

剪爪棄露地鳥拾之知吉凶鳴則有殃五

行書云除手爪埋之戶內恐此鳥得之也

爾雅云鵂鶹欺人獲之者於嗉中猶有爪

甲莊子云鴟鴉夜撮蚤察毫釐晝則瞑目

不見丘山言殊性也

姑獲能收人魂魄令人一云乳母鳥言產
婦死變化作之能取人之子以為已子胸
前有兩乳玄中記云姑獲一名天帝少女
一名隱飛一名夜行遊女好取人小兒養
之有小子之家則血點其衣以為誌今時
人小兒衣不欲夜露者為此也時人亦名
鬼鳥荆楚歲時記云姑獲一名鉤星衣毛

為鳥脫毛為女左傳云鳥鳴于亳杜注云

譆譆音希是也周禮庭氏以欨日之弓救月
之矢射之即此鳥也

鬼車晦暝則飛鳴骹入人室收人魂氣一
名鬼鳥此鳥昔有十首一首為犬所噬今
猶餘九首其一常下血滴人家則凶夜聞
其飛鳴則捩狗耳猶言其畏狗也亦名九
頭鳥荆楚歲時記云姑獲夜鳴聞則捩耳

乃非姑獲也鬼車鳥耳二鳥相似故有此

同白澤圖云蒼鸆昔孔子與子夏所見故

歌之其圖九首

諸鳥有毒凡鳥自死目不閉者勿食鴨目

白者殺人烏三足四距殺人烏六指不可

食烏死足不伸不可食白鳥玄首玄鳥白

首不可食卵有八字不可食婦八妊娠食

雀腦令子雀目凡鳥飛投人其口中必有

物拔毛放之吉也

本草品彙精要卷之五

本草品彙精要卷之六

蟲魚部上品

一十種神農本経字_朱

六種名醫別録字_黑

一種唐本先附_{注云唐附}

二種宋本先附_{注云宋附}

八種食療餘

二十三種陳藏器餘

巳上總五十種

內五種今增圖

石蜜　　蜂子　大黃蜂　　蜜蠟　白蠟附　今增圖

牡蠣　　龜甲　今增　　　秦龜　龜尿龜筒附

真珠　宋附　瑇瑁　宋附龜鼊　桑螵蛸

石決明　　海蛤　　　　　文蛤　今增圖

魁蛤　今增圖　　蠡音禮魚　　鮆音夷魚　今增

鯽魚　唐附　鱓音善魚　　鮑魚　今增圖

鲤鱼胆 肉骨 齿附

八種食療餘

時魚　　黄頼魚　　比目魚

鳡魚　　鮧鯷魚　　鯮魚

黄魚　　魴魚

二十三種陳藏器餘

鱘魚　　鰻鱺魚　　文鰩魚

牛魚　　海豘魚　　杜父魚

海鷂魚　　鱣魚　　魚脂　　鮠魚　　鮧魚　　水龜

鮹魚　　石鮅魚　　鱠　　鱯魚　　鯢魚　　癭龜

鞘魚　　魚鮓　　昌侯魚　　魚虎　　諸魚有毒

蟲魚部上品

石蜜 無毒

蜀州蜜

石蜜 出神農本経

主心腹邪氣諸驚癇痓安五臟諸不足益氣補中止痛解毒除衆病和百藥久服強志輕身不饑不老 神農本経 以上朱字

養脾氣除心煩食飲不下止腸澼肌中疼痛口瘡明耳目延年神仙 名醫所錄 以上黑字

名

黃連蜜
梨花蜜
檜花蜜
白沙蜜
石飴
崖蜜
白蜜
山蜜
土蜜
嚴蜜
何首烏蜜
木蜜
食蜜

苗

圖経曰

生武都山谷及河源諸山谷中今川蜀江南嶺南慶慶皆有之石

蜜即崖蜜也，其蜂黑色，似虻，不可作房，但於巖崖高峻處，或石窟中，人不可到，但於山頂以長竿刺令蜜出，以物承之，多者至三四石。味醇，色綠，入藥勝於他蜜。張司空云，山郡所幽僻處出蜜，著石壁，非攀緣所及，惟於山頂藍輿自絕巖垂下，羣飛採取之，蜂去餘蠟著石，有鳥如掛雀飛來啄之，殆盡，至春蜂歸如舊，人亦占護其處，蜂鳥謂之靈雀，亦有蜜，即今謂之石蜜也。亦有木中作者，有土中作者，今謂之北方，地燥，多在山林木上作房。南方，地濕，多在人家作窠檻收養之，其蜂甚小而微黃，蜜皆濃厚而味美。又近世宣州有黃連蜜，色黃，味小苦。雍洛間有梨花蜜，如凝脂，亳州太清宫有檜花蜜，色小赤。南京柘城縣有何首烏蜜，色更赤，並以蜂採其花作之，各隨其花色，而性之溫涼亦相近也。

謹按石蜜出山巖石窟中，經二三年者，則氣味醇厚而色自白，愈久愈佳不變，故本經云白如膏者良。今人家作房於簷楹間蓄養者，一歲春秋二取之，取之則蜜居房日少，氣味不足而色黄，所以蜜不速白者，過夏則酸壞矣。此種由作窩於石崖中而成，故稱其為石蜜也。

【時】生：無時。採：八九月取。

【收】籠器盛貯。

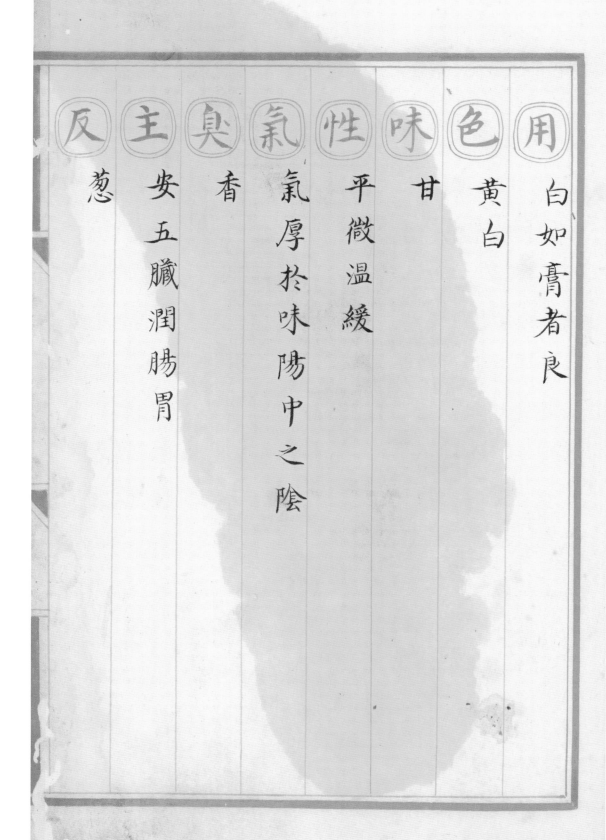

用	色	味	性	氣	臭	主	反
白如膏者良	黃白	甘	平微溫緩	氣厚於味陽中之陰	香	安五臟潤腸胃	蔥

製（製）

雷公云凡煉蜜一斤只得十二兩半
或一分是數若火少火過並用不得

治療（治療）　陳藏器云

膚赤障殺蟲主牙齒疳䘌唇口瘡目
藥性論云
心椀痛即止
白蜜水和作蜜漿頓服卒
除心肚痛血刺
食療云
腹骨并雜物骾及熱膜吞錢稍稍食諸
別錄云
之即下又治虛弱人大便不通撚作挺蜜
魚骨
導法如手指大令納穀道中須臾即通
子如穀子導道中即下

合（合）

合生薑汁各一合浸大青葉含之治口瘡○赤
白痢○生薑汁和頓服之主赤
白痢○
以一斤合下薑生薑二斤取汁於蜜中取微汁先煎以蜜於
鐺中次下生薑汁

汁盡為度治患癩三十年者平旦服

棗許大一丸一日三服酒飲任下忌服

生冷醋滑臭物○功用甚多○合甘草

煎塗陰頭頭生瘡○合升麻煎治天行

斑發瘡皆戴白漿面及身須史周匝狀如火

瘡必死先用漿合竹中白膜貼瘡上後用此火頻數

日頻拭之効○用蜜合竹中摩瘡上後用火灼○成

以一升合茯苓末塗面點七日便瘥○

可九捻合猪膽一枚塗相和微火煎令

治肺熱捻長三寸塞肛門塞腫縮生瘡令卧覺後

重澒史熱

通泄

七月勿食生蜜若食則暴下發霍亂

不宜與薤白相和食生諸風

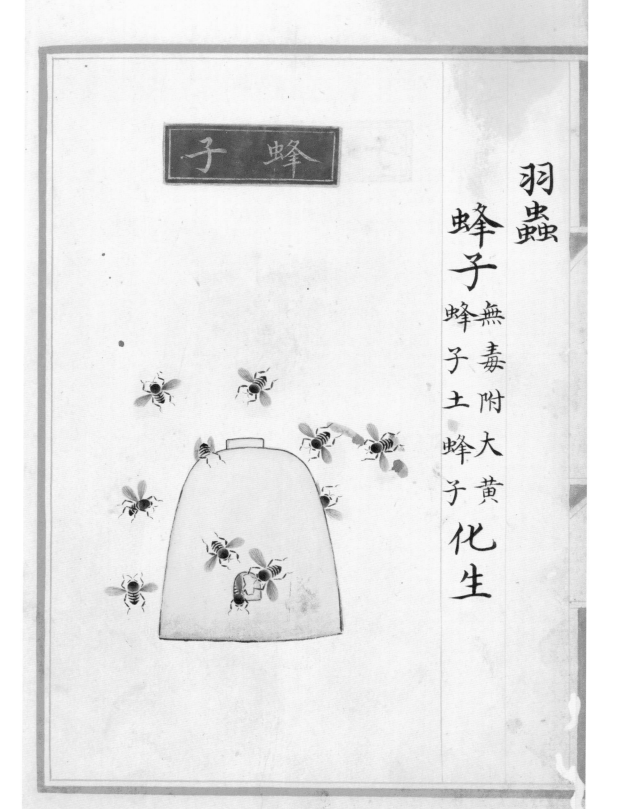

蜂子

羽蟲

蜂子 無毒附大黄

蜂子土蜂子化生

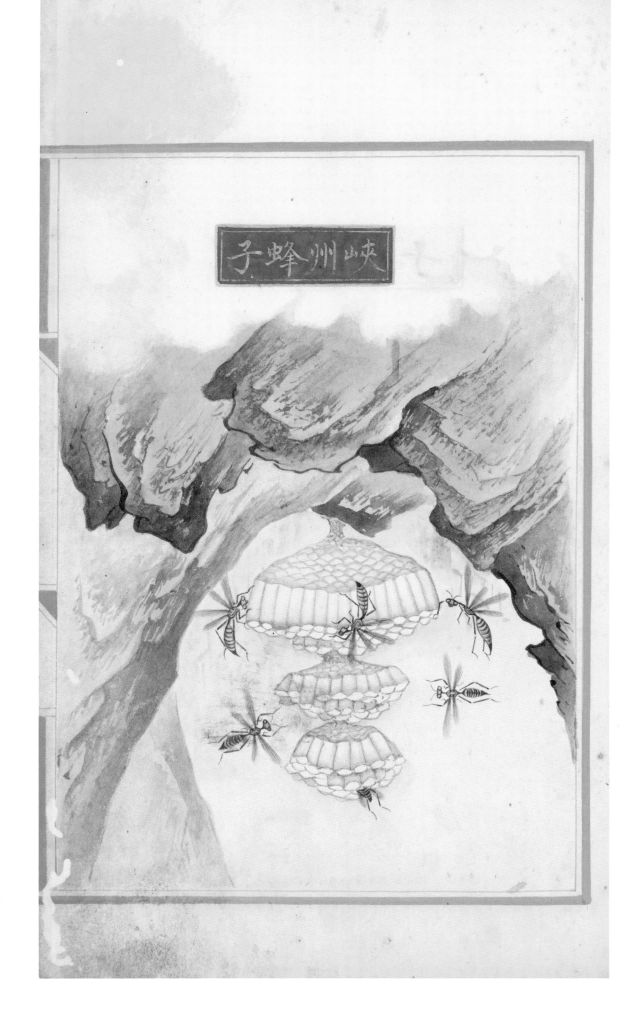

蜂子出神農本経　主風頭除蠱毒補虛羸傷中

久服令人光澤好顏色不老○大黃蜂子

主心腹脹滿痛輕身益氣○土蜂子主癰

腫以上朱字

神農本経蜂子治心腹痛大人小兒腹

中五蟲口吐出者面目黃輕身益氣○大

黃蜂子乾嘔○土蜂子嗌痛名醫所錄以上黑字

⊙名

蜚零

⊙地

圖経曰生武都山谷今夔慶有之蜂

子即蜜蜂子也在蜜脾中如蛹而白

一種大木間黃蜂子即人家屋上作房及
大木間佩〔音侯〕蜂瓢〔音蠰〕即蜂
作饌食之蜂並黃色者其蜜蜂更大
有土蜂子即穴土居者其蜂最大又
人或至死蜂在郭璞注爾雅者為土蜂云今江
東呼大蜂在地中作房者為土蜂云又注江
其子即馬蜂在荆巴間呼為蟺〔音彈〕房又注江
木蜂云似土蜂而小在木上作房
東人亦呼木蜂人食其子然則三蜂
子皆可食大抵蜂類皆同故其性劫
不遠
矣

⟨時⟩
生 二月
採 三四月取

⟨收⟩
暴乾

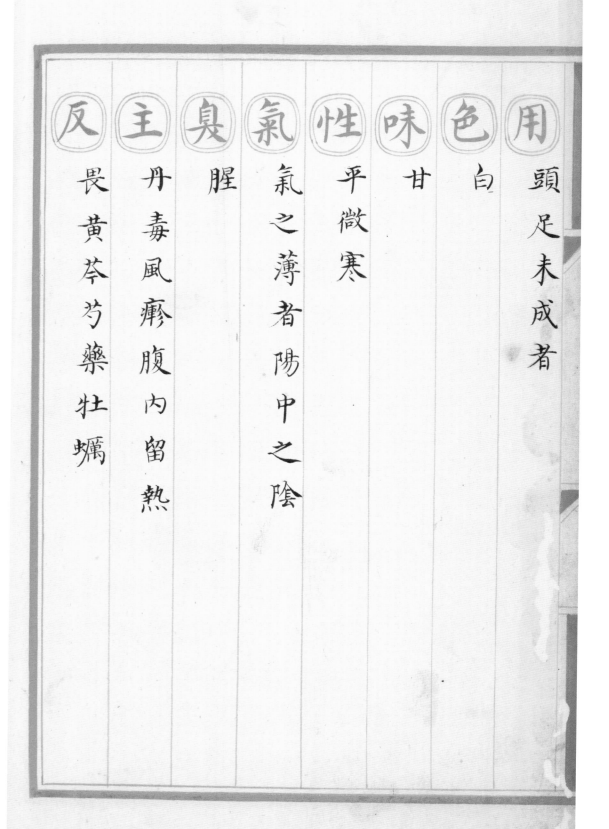

反　　主　　臭　　氣　　性　　味　　色　　用

畏　　丹　　腥　　氣　　平　　甘　　白　　頭
黄　　毒　　　　之　　微　　　　　　足
芩　　風　　　　薄　　寒　　　　　　未
芍　　瘵　　　　者　　　　　　　　　成
藥　　腹　　　　陽　　　　　　　　　者
牡　　内　　　　中
蠣　　留　　　　之
　　　熱　　　　陰

製　以鹽拌炒乾

治　[療]陳藏器云　治大小便澀去浮血婦人帶下及下乳汁

合治　合酒漬以傅面悅白○土蜂赤黑色者燒末合油和傅蜘蛛咬瘡此物能食蜘蛛亦取

解　其相伏也　冬瓜苦蕒生薑紫蘇以制蜂毒

蜜蠟　白蠟附　無毒

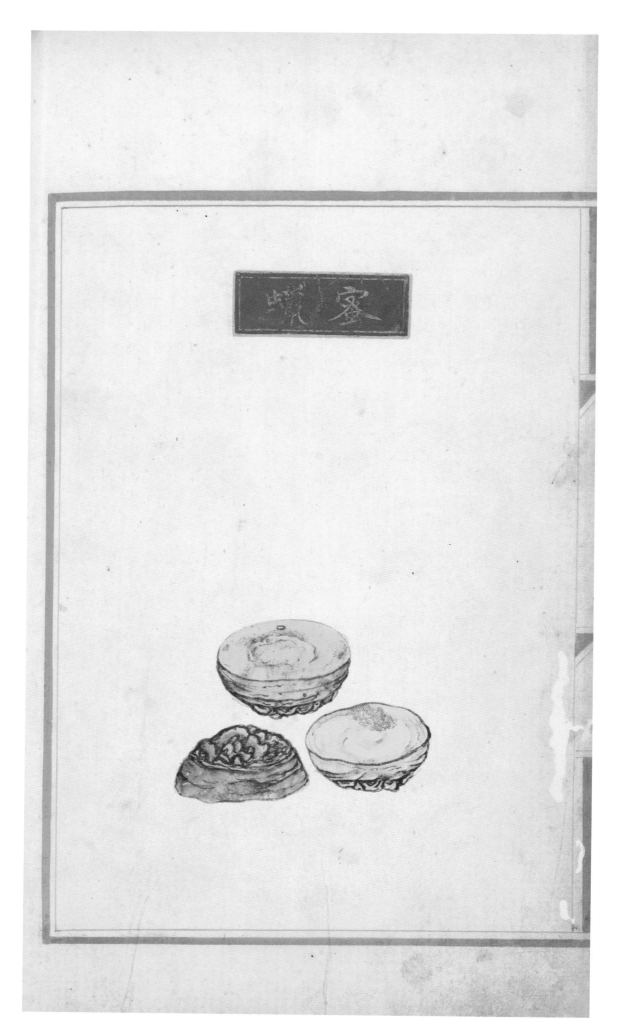

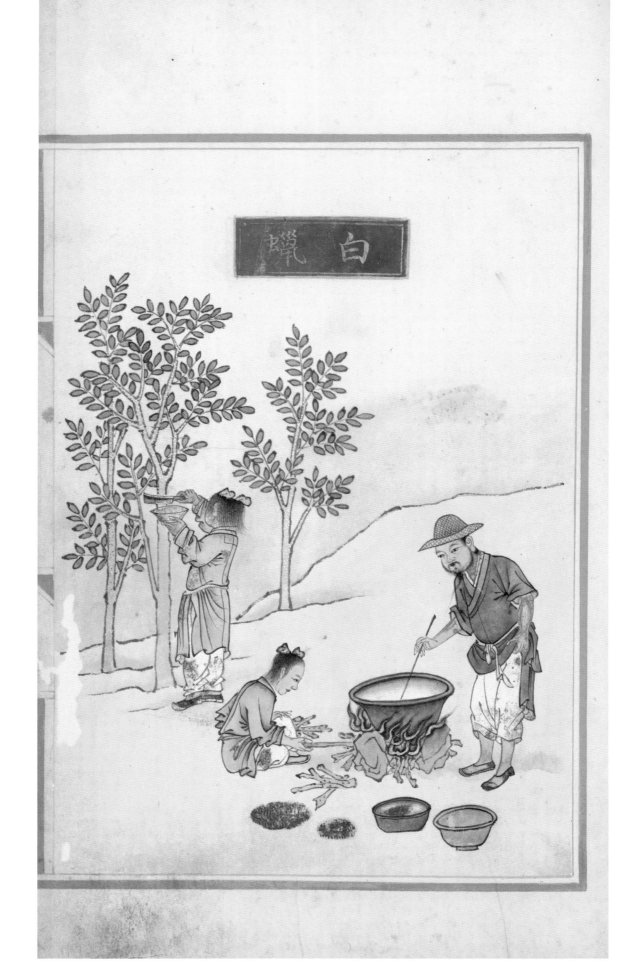

白蠟

蜜蠟 出神農 主下痢膿血補續絕傷金瘡
本經

益氣不饑耐老 以上朱字 白蠟味甘平無
神農本經

毒療久洩澼後重見白膿補絕傷利小兒

久服輕身不饑 以上黑字
名醫所錄

生武都山谷及河源諸山谷

中今川蜀江南嶺南慶慶皆有之蜜

蠟者蜜脾底也因生於蜜中故謂之

蜜蠟初時香嫩重黃乃成藥家應

白用白蠟更須煎鍊水中烊十數過之即

古人荒歲須多食蠟以度饑欲噉之即

當合大棗咀
嚼即易爛也

春秋取
無時

效有
不妙
可理
不且
知有
也速

可肉
餌膏
否藥
合用
歡之
有
嘗神
試効
之但
矣未
服嘗
之試
大其

接氣
骨為
續外
筋科
補之
虛要
與藥
合生
歡肌
止
血
同
入
長

溪房
云中
白取
蠟蠟
屬烊
金製
全之
稟精
牧華
歛者
凝也
之至
朱
丹

法成
煎膏
鍊纏
遂積
成枝
白幹
蠟於
其白
質露
堅前
瑩採
非之
蜜如

丈謹
時按
畜一
蠟種
蟲蠟
于樹
上即
食冬
其青
津樹
液也
日高
漸及

嚼當
即合
易大
爛棗
也咀

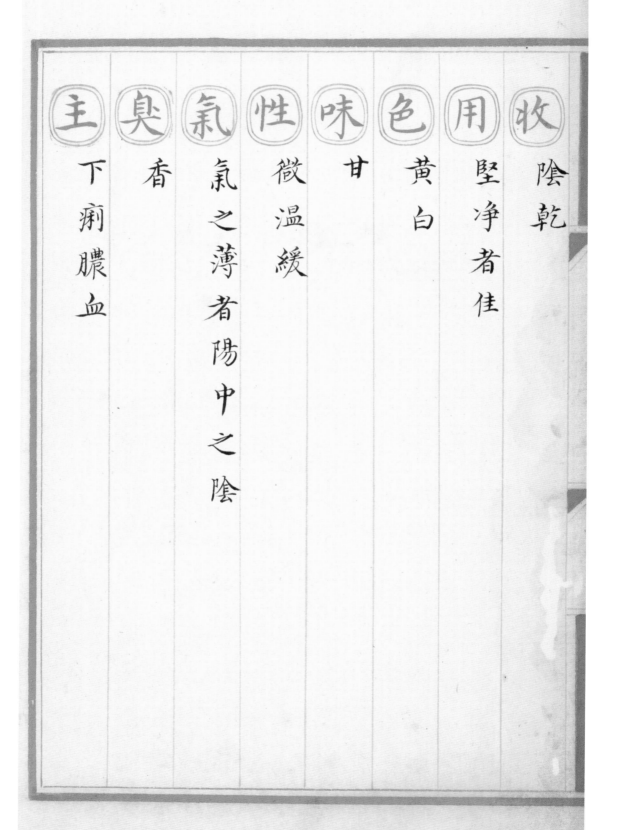

收	用	色	味	性	氣	臭	主
陰乾	堅淨者佳	黃白	甘	微溫緩	氣之薄者陽中之陰	香	下痢膿血

反　惡芫花齊蛤

製　熔化濾去柤滓

治　療別錄云　療犬咬人重發及小兒脚
凍如有瘡並鎔化塗傅即瘻又療
狐尿刺人腫痛用熱蠟著瘡中并
煙薰之令汁出即愈○白蠟主白
髮鑷去銷蠟點者
孔中即生黑者

合治　白蠟如鶏子大一塊煎三五沸合美
酒半升投入服之療孕婦胎動漏下
血不絶欲死○合松脂杏仁棗肉茯
苓等分為九食後服五十九便不饑
功用甚多亦主下痢膿血○以
合鹽半斤鎔化相和□膿血□□塊鑒以二升

可合腦大小搭頭至□頭風掣疼

即止○合蛤粉鎔和得所成毬每用

二錢以猪肝二兩批開裝藥在內麻

線扎定水一碗同入銚子內煮熟取

出乘熱熏治雀目至溫

冷并肝食之其効如神

甲蟲

牡蠣 無毒

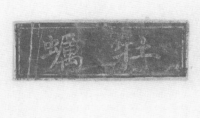

牡蠣 出神農 本経 主傷寒寒熱温瘧洒洒驚恚

怒氣除拘緩鼠瘻女子帶下赤白久服強

骨節殺邪鬼延年 以上朱字 神農本経 除留熱在關

節榮衛虛熱去来不定煩滿止汗心痛氣

結止渴除老血澀大小腸止大小便療泄精喉痺欬嗽心脇下痞熱

名醫所錄

以上黑字

【名】

蠣蛤　牡蛤　蠣蛤房　石牡蠣　真海石魚蠣

【地】

圖經曰

蠣山　生東海池澤今海傍皆有之而南海閩中及通泰間尤多此物附石而生磈礧相連如房故名蠣房一名蠣山初生海邊纏綿如拳石四面漸長有一二丈者嶄巖如山每一房內有蠣肉一塊肉之大小隨房所生大房如馬蹄小者如人指面每潮來則諸房皆開有小蟲入則合之以充腹海人取之皆鑿房以烈火逼開挑取其肉其殼左顧者為雄右顧者則取牝蠣肉耳而或其

曰以尖頭為左顧大抵以大者為貴

南人以其肉當食品其味甚美更有貴

蓋薰令人細肌膚美顏色海族之最

可貴者也 [衍義曰] 牡蠣經中不言左

顧止從陶隱居說其酉陽雜俎云牡

蠣言牡丹非為雜也且如牡丹豈可更

以牝牡蠣頂向子視之於地人面向午位

左顧此物本無目如何顧眄也口在左者為

此為得更有顧眄也

時 生無時 採無時

用 左顧者入藥

色 青 白

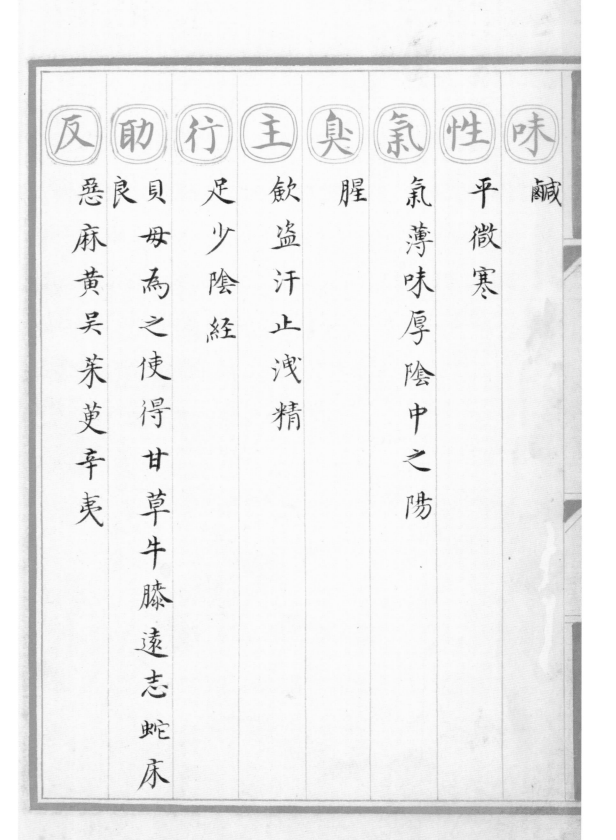

反	助	行	主	臭	氣	性	味
惡麻黃吳茱萸辛夷	良貝母為之使得甘草牛膝遠志蛇床	足少陰經	斂盜汗止洩精	腥	氣薄味厚陰中之陽	平微寒	鹹

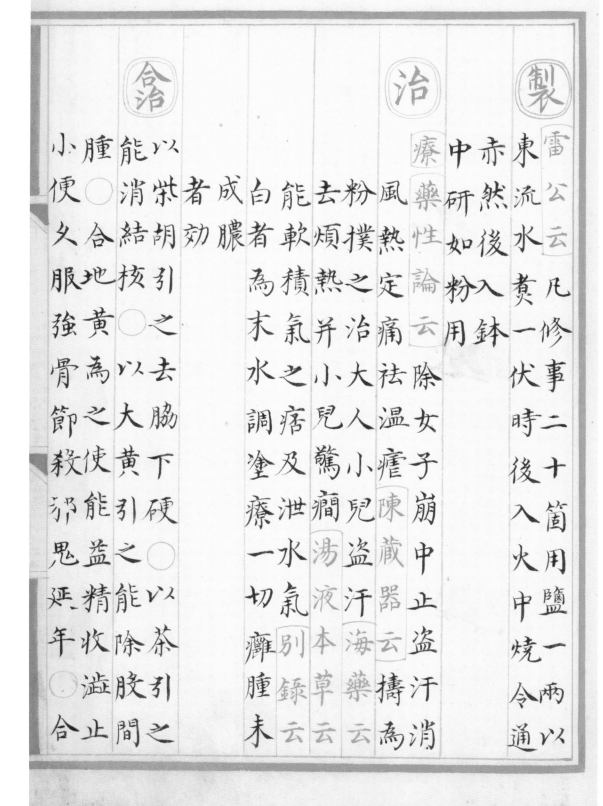

製 雷公云 凡修事二十箇用鹽一兩以
東流水煑一伏時後入火中燒令通
赤然後入鉢中研如粉用

治 療藥性論云 除女子崩中止盜汗消
風熱定痛祛温瘧 陳藏器云 擣為末
粉撲之治大人小兒盜汗 海藥云
去煩熱并小兒驚癇 湯液本草云
能軟積氣之癥及泄水氣 別錄云
白者為末水調塗療一切癰腫未
成膿者効

合治 以柴胡引之去脅下硬 以茶引之
能消結核 以大黃引之能除胶間
者 以大黃引之去脇下硬 以茶引之
腫 合地黃為之使能益精收澀止
小便 久服強骨節殺邪思延年 合

二二九

麻黃根蛇床子乾薑為粉去陰汗

肉於薑醋中生食之主丹毒酒後煩○

熱渴○令人面光白服止盜汗時氣蜜丸服三

十九○加地黃小草○以十分三四合主鬼

交精出擣加末酒黃服方寸匕以日三分四石

膏精分○如擣梧子大服臘日端午日服療大黃泥病瘻後小便通

勞臭衄血用末活鯽魚治一切渴○以一錢匕

小兒為末服半錢匕活毒合玄參各兩三

火煆過出火毒合玄參各兩三十九

末糊丸梧子大食後臨卧各三十九為羅為

酒下治丈夫婦人療瘻最效○以

兩火煆過合炮乾薑一兩為細

水調塗治水癩偏薑一兩為細末以冷二

大小不定疼痛偏

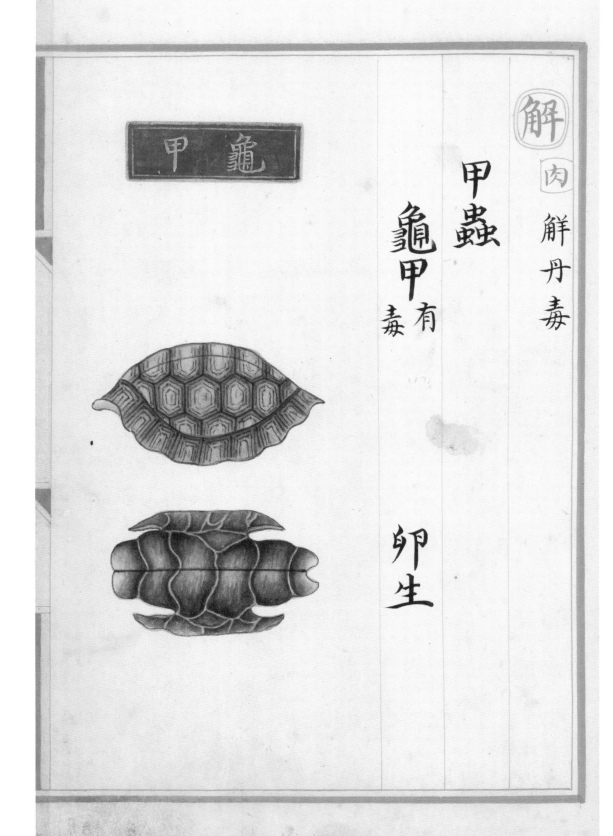

龜甲

甲蟲
龜甲 有毒
毒

解 肉
解丹毒

卵生

龜甲 本経

出神農

主漏下赤白破癥瘕痎瘧五

痔陰蝕濕痺四肢重弱小兒顖不合久服

輕身不饑 神農本経 頭瘡難燥女子陰瘡

及驚恚氣心腹痛不可久立骨中寒熱傷

寒勞復或肌體寒熱欲死以作湯良益氣

資智亦使人能食 名醫所錄 以上黑字

龜骨白而厚色至分明所以供卜及
入藥用以長一尺二寸為善敗龜乃
鑽灼之多者一名漏天機一說入藥
須用神龜神龜底敞當心前有一竅
四方透明如琥珀色者是矣其頭方
殼圓脚短者為陽龜形長頭尖脚長
者為陰龜陰人用陽陽人用陰
今醫家當如此分別而用之

時 用 色 味
生 採 殼 黃 鹹
無 無 黑 甘
時 時

二
三
五

性 平緩

氣 味厚於氣陰中微陽

臭 腥

主 滋陰

反 惡沙參畏蠐螬畏狗膽

製 刮去皮酥塗炙黃研細入藥

治 [藥性論云]甲燒灰塗療小兒頭瘡不燥及脫肛○血亦主脫肛[日華子云]敗龜板治麻痹入藥酥炙用[食療云]肉主除溫瘴氣風痹身腫

踈析

〔合治〕

〔補〕〔陶隱居云〕肉作羹臞大補人

肉釀酒主大風緩急四肢拘攣或火

癱緩不收攝者並効○鼓末合酒服

主風脚弱○敗龜板末合酒服二錢

療風疾○敗龜板米醋炙搗為末米

飲調下二錢匕

療産前後痢

〔禁〕

勿令中濕中濕則有毒十二月勿食

龜肉食之殺人

甲蟲

秦龜　無毒附龜尿龜筒　卵生

蠵龜　龜蝳蝐　蠳龜

秦龜主除濕痺氣身重四肢關節不可動

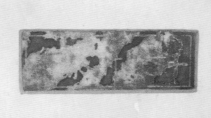

搖

名醫
所錄

名　山龜

地

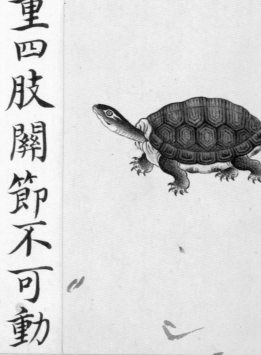

圖経曰　秦龜山中龜不入水者是也

生山之陰土中或云秦以地稱云生

山之陰者是秦地山陰也其形大小
無定大者有如碑趺食草根竹萌冬
月間藏土中至春而出遊山谷中今市
肆間人或畜養為玩至冬而埋土令穴
中然取其甲亦堪用卜人亦取以一種山龜
揭取藥中稀用飾器物又見蛇之則龜龜而
小夾之故長尾腹下有毒江東人謂之陵龜而
食之夾華龜也雅龜所謂也水龜又謂蛇毒攝
即夾蛇子云蛇雅龜是也能療蛇毒攝
龜曰有又雅平微按毒嶺表錄可以卜即蠵蠵爾大
者謂之立背上可負而全者靈蠵行潮循間甚多
俗人人謂之茲靈蠵夷也又名靈蠵盖山龜之甚多
鄉人取殼以生得而全者靈蠵行潮循間甚多
楔出其肉龜被楚毒鳴吼如牛聲動

山陷谷工人以其甲通明黃色者黃拍擸類也此乃別是一種以種生山龜未必是此秦龜之幣其甚不多而時人知卜復遍亦稀蓋入近世藥貨中說云龜最之難得孫光憲亦識夢瑣言載有雄龜相趁於鬪噬性妒而與北至交或雌蛇取以尿照龜既見取鑑又以影往炷火燈上撥雄龜照於笼盆中或小盤中置之操於時而失以尿急其物亦收致失尿然不及鑑後熟之點其尻照之尻亦秦龜生泰地山中熻以點其尻亦

[衍義曰]秦龜生泰地山中

多老龜駃也

筒治療亦入大衆藥以其大靈於物勝醫家龜

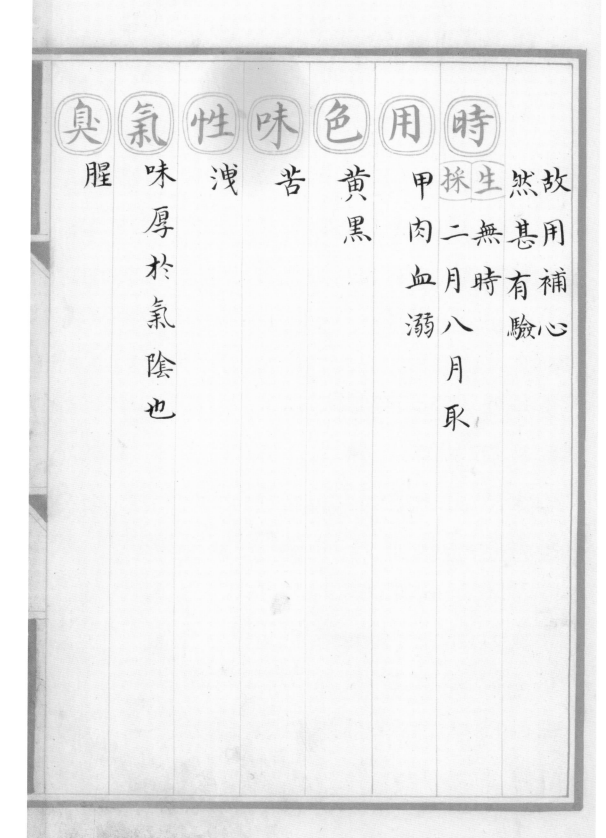

臭　氣　性　味　色　用　時

腥　味厚於氣陰也　渫　苦　黄黑　甲肉血溺　採　生二月八月取　無時

然甚有驗

故用補心

主　壯筋骨除濕痺

製　用甲酥炙令黄用肉血溺生用肉或熟

治療

○[陶隱居云]龜溺治久嗽亦斷瘧[日華子云]龜甲血塗俚人毒箭傷蠶蟷血療血瘓中刀箭悶絕飲之即瘥皮甲名鼊皮治血疾若無生血煎毒[海藥云]山龜殼治婦人赤白漏下卜者更妙蛇汁代之○[陳士良云]夾蛇龜肉生擣署傅蛇毒風冷痺關節氣壅或経脉凡撲損生研厚塗之或取血筋作酒飲之立効[陳藏器云]溺滴耳之中以主耳聾[抱朴子云]蠳龜尾其瘡

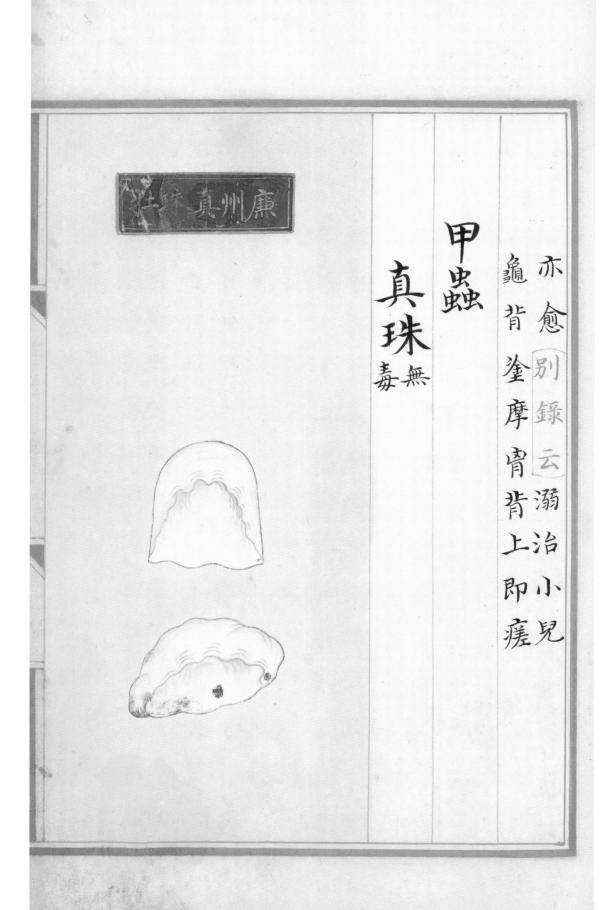

亦愈別錄云溺治小兒
龜背塗摩胷背上即瘥

甲蟲

真珠 無毒

真珠主手足皮膚逆臚鎮心綿裏塞耳主

聾傳面令人潤澤好顏色粉點目中主膚

翳障膜 名醫所錄

名 真珠子

地 圖経曰 出廉州北海生於珠牡俗謂
之珠母珠牡蚌類也棱嶺表錄異謂廉
州邊海中有洲島島上有大池謂之老
珠池每歲刺史親監珠戶入池採之
珠池以充貢池雖在海上而人
蚌割取與海通池水乃淡此不可測
疑其底與海通池水乃淡此不可測
也土人採小蚌肉作脯食之蚌隨往
細珠如米者乃知此作池之蚌隨往大小得

不皆有珠矣而今取其珠牡云得之海傍

皆必是珠池中也取其珠北海珠蚌之種類

小其別人亦取其肉甚光或有得藥中珠不者但不常又

有珠蚌亦不堪用

蚌皆屬不中有南海者似奇珧而且者其腹亦有須有

珠皆不及一種江珧者其入藥須

用新石決明產出也蜀中西路女瓜生

南海完末經鑽綴者為佳

亦者出彩耀欲穿透須得金剛鑽也

上者出彩耀欲穿透須得金剛鑽也

義曰

多微紅珠母與廉州者不圓及寸者但清

河北塘瀹中亦有不相類

水急不流處其色色光暗也

濁及不流處其色光暗也

時
生
採

生無時

採無時

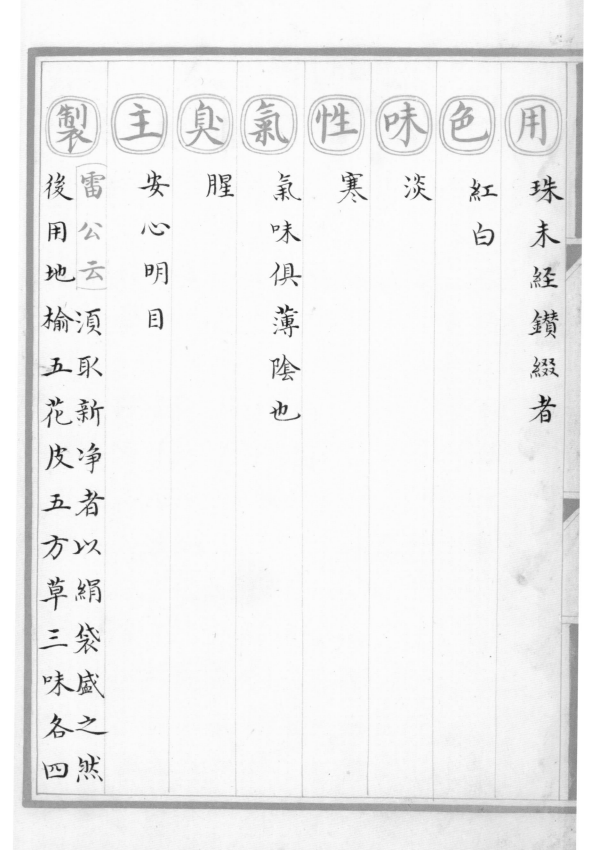

製	主	臭	氣	性	味	色	用
〔雷公云〕須取新淨者以絹袋盛之然後用地榆五花皮五方草三味各四	安心明目	腥	氣味俱薄陰也	寒	淡	紅白	珠末經鑽綴者

两细剉了又以牡蠣約重四五片巳

来先置於平底鐺中以物四向擁令

穩然後以著真珠於上方下剉令了三件

藥籠之以漿水煑三日夜勿剉令火歇

日滿出之用甘草湯淘淨於曰中搗

細以絹羅重重篩過却更研二萬匝

方可用如研

細傷人臟腑不

【藥性論云】退眼中瞖障白膜亦能

墜瘼【日華子云】駐顏色【衍義曰】小

兒風熱藥中多用之

【海藥云】除面點止洩〇

知母療煩熱消渴〇合

小兒麩豆瘡入眼〇二兩為末合酒

治左纏根治

合治

服盡治妊婦子死腹中立出減半服

之亦主難產〇末合難冠血出和九如

二三七

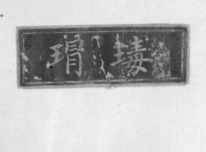

甲蟲

璅蛣 <small>無毒附</small> <small>蚆蠣</small> 卵生

小豆大以三四粒內口中療卒忤停
尸不觥言○末一兩合苦酒服主胞
衣不出

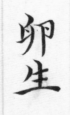

瑇瑁主解嶺南百藥毒俚人刺其血飲以
解諸藥毒 名醫所錄

名 玳瑁

地 圖経曰 生嶺南山水間今亦出廣南

盖龜類也惟腹背甲皆有紅點斑文

其大者如盤身似龜首嘴如鸚鵡者

是也入藥湏生者為靈帶之亦可以

碎自死及煮拍為器者有毒則不能神矣

其蠱毒凡遇食有毒則必自摇動

瑇瑁者唐嗣薛王令揖取上甲二小片繫於

昔唐嗣薛王鎮南海海人有獻生

左臂欲以辟毒瑇瑁甚被楚毒復養

於使宅後池伺其揖憂復生還遣送

舊處並無傷矣今人多用雜龜筒作

器皿又有一種黿鼉亦璚瑁之類也

其形如笠四足縵胡無指其甲有黑

珠文采亦好但薄而色淺不任作器

惟堪貼飾耳今人謂

之鼉皮不堪入藥用

二四〇

性 寒

氣 味厚於氣陰也

臭 臭

主 消癰毒止驚癇

製 剉碎入藥或水磨服亦可

治 療 日華子云去諸風毒行氣血去㿗膈

士良云破癥結止驚癇等疾陳

中風痰鎮心膶逐邪熱利大小腸

通婦人經脉○甲殼亦似肉同療

心風邪解風熱 衍義曰治心經風

熱 別錄云水蘼濃汁服一盞療中

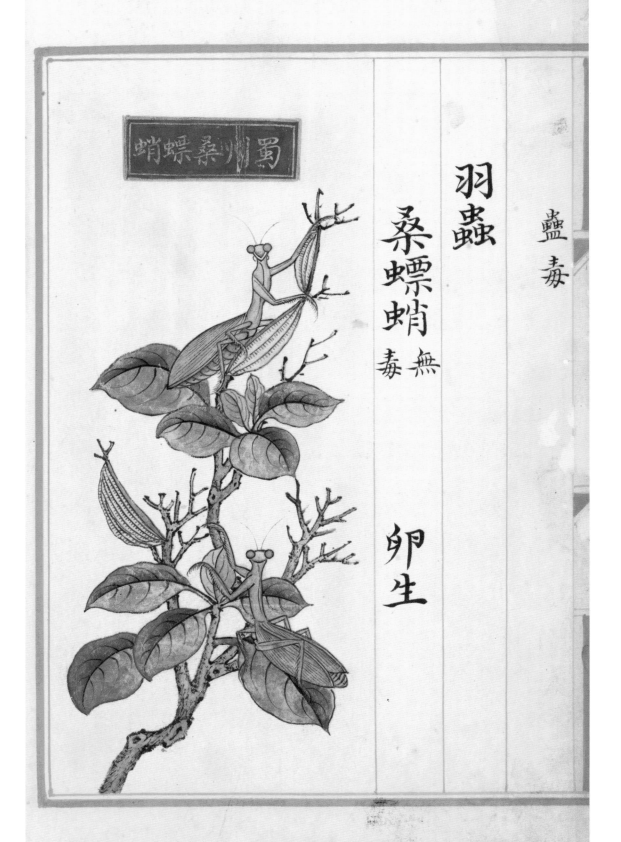

蜀川桑螵蛸

羽蟲

桑螵蛸_{無毒}

卵生

蠱毒

桑螵蛸 出神農本經

主傷中疝瘕陰痿益精生
子女子血閉腰痛通五淋利小便水道以
上

朱字神農本經

農本經

又療男子虛損五臟氣微夢寐失
精遺溺久服益氣養神名醫所錄

名 蚀肬 螵蛸蟭蟱螳蜋子
蚨蜋肬 蟰蛸蟱蟱蟱蜋子

地 圖經曰

有之螳蜋本經不載所出州土今在處
多在小木桑樹上者出子百數
之津氣故以荆棘間桑者多非真須
連枝上者折取為驗然今偽出蜀州以膠著桑
枝上者不取堪入驗柴令偽出蜀州以者佳桑

二四三

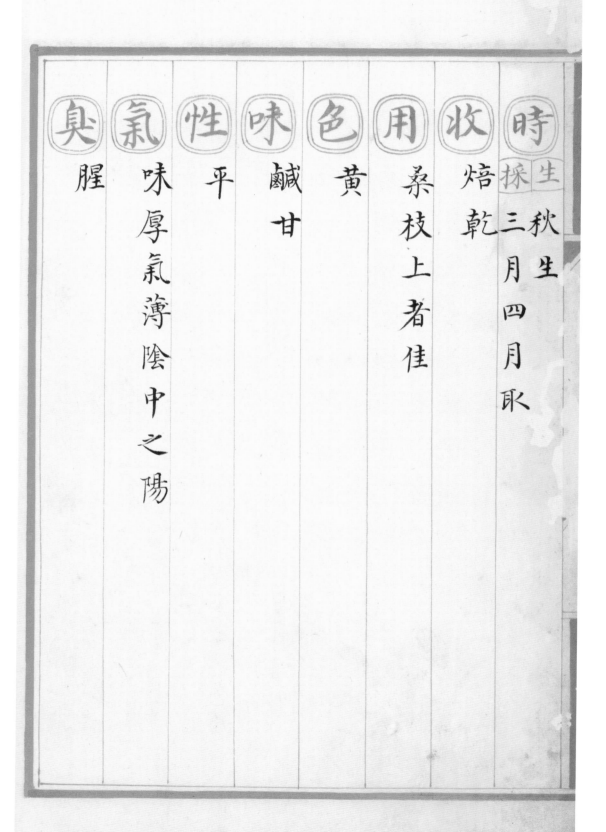

時 生 秋生
採 三月四月取

收 焙乾

用 桑枝上者佳

色 黃

味 鹹甘

性 平

氣 味厚氣薄陰中之陽

臭 腥

主	反	製						治		

主　男子腎衰漏精妊娠小便不禁

反　畏旋覆花戴椹

製　[雷公云]凡採諸雜樹上生者不堪入藥須覓桑樹東畔枝上採得去核子用沸漿水浸淘七遍令水遍沸於甑鍋中熬令乾用勿亂別修事却無効也凡用採蒸之當令人洩火炙不爾令人洩

治　[療][圖経曰]消風藥中多用[藥性論云]火炮令熱空心食之止小便利因者加用之虛而小便利

[補][藥性論云]主男子患虛冷腎衰精滑自出[衍義]主男女虛損益精

陰瘻夢失精、遺溺、疝瘕、小便白濁、腎衰，不可闕也。

合治
人參、茯神、當歸、龜甲醋炙、遠志、菖蒲、龍骨，合龍骨療洩精。○合遠志各一兩爲末，臨臥人參湯調服二錢，療男子小便日數十次，如稠米泔色，亦療白子。神恍惚、瘦悴、食減，定心志，治健忘、小便，因女勞得之，服此一劑，恍惚安神，寬定心志，補心氣。如無桑白皮者，即用餘者，仍須桑，以炙桑白皮佐之，量多少可也。○白皮合米飲調服，接螵蛸轉小便不通也。

禁
生用令人洩。

贋
別樹枝上者爲僞。

二四六

甲蟲

石決明　無毒

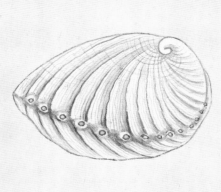

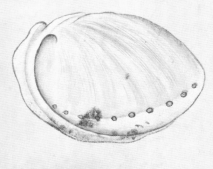

雷州石決明

石決明主目障瞖痛青盲久服益精輕身

名

九孔螺

地

圖経曰

鰒皆有之舊説或以為紫貝或以為珍
州用以為魚甲按紫貝即今人研螺魚王古
人用以為貨幣者殊非此今人研螺魚王古
一種與決明者一邉著石光明可愛而自生是
荐所食者如明相近耳決明附石亦噉
殼大者亦取其殼小者三兩指海人九孔
者肉亦十孔者不佳衍義曰水洗眼七孔九孔
即是肉也人揉肉以供饌及乾致味鹹都
兩可用方遂家宜審用肉之與殼

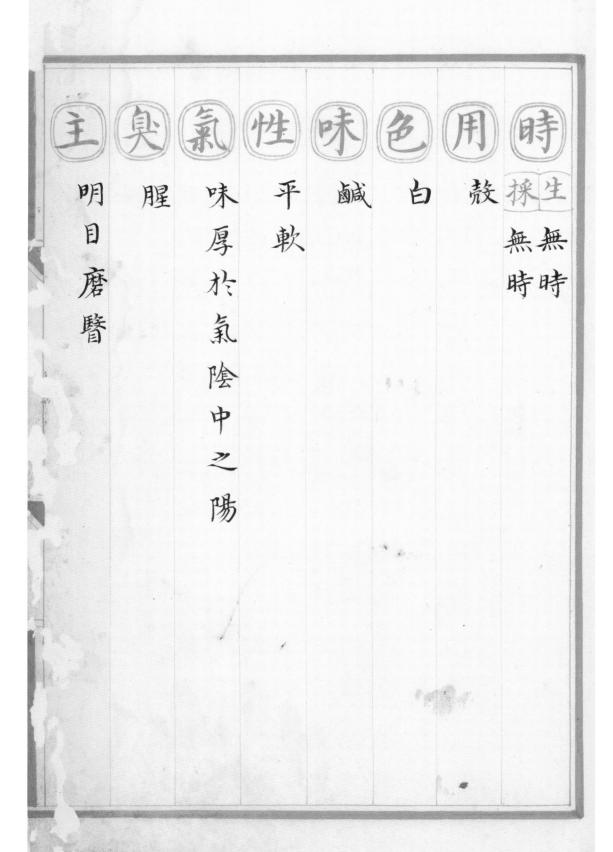

時	用	色	味	性	氣	臭	主
生無時 採無時	殼	白	鹹	平軟	味厚於氣陰中之陽	腥	明目磨瞖

〔雷公云〕凡使先⋯⋯

東流水於大甕器中煮一伏時了濾

出拭乾擣末研如粉却入鍋子東流水再

用五花皮地榆阿膠三件更用子東流

水於甕器中方入藥中用凡三度修事五兩

研一萬匝

以鹽半分取十兩又云細研水飛用地榆五

花皮阿膠各十兩則第二度煮用地榆五

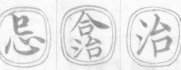

治

〔療海藥云〕蒸勞極並良

〔別錄云〕除青盲內障肝肺風熱骨止小腸五淋

合

合朽木細末熟水調服　療有軟硬物

忌

服此後永不得食山桃令人喪目

甲蟲

海蛤 無毒

化生

海蛤 出神農
本經

主欬逆上氣喘急煩滿胸痛
寒熱 以上朱字

療陰㾾 以上黑字

以上神農本經

一名魁蛤 名醫所錄

名　地

魁蛤　伏老

陶隱居曰生東海今登萊滄州皆有之
【圖經曰】以細如巨勝潤澤光淨者為
海蛤云鴈食之從糞中出過數海中多
故有光澤也藏器云此有殼久久在泥沙
中為風火淘洗自然圓淨非鴈腹中有
殼火久在泥沙中為風火淘洗瑩滑者海
人多以他蛤殼經風濤摩盪瑩滑者海
偽作蛤之但少瑩澤則愈又有一種
類海蛤之解誤食之令人狂眩骨極
用醋蜜解之則愈【衍義曰】按說文曰千歲驚
化為海蛤是也陳藏器曰器所說驚
是今海中無鴈豈有食蛤糞出者若
蛤殼中有肉時尚可食肉蛤既糞無焉得若

更有糞中過數多者必為其皆無廉
稜乃有是說殊不知風浪日久淘汰
故如
是也

時　生無時　採四月五月耳

用　殼

色　青白

味　苦鹹

性　平洩

氣　味厚於氣陰也

臭

腥

主

止消渴潤五臟

助

蜀漆為之使

反

畏狗膽甘遂芫花

製

雷公云 凡修事一兩於漿水中煮一伏時却以地骨皮栢葉二味又煮一伏時後出於東流水中淘三遍拭乾細搗研如粉然後用凡一兩用地骨皮二兩並細剉以東流水淘取用之

治

療 唐本注云 去十二種水滿急痛利膀胱大小腸 藥性論云 消水氣浮

腫下小便及項下瘻瘤〔日華子云〕止嘔逆胸脅脹急腰痛五痔婦人〔孟詵云〕崩中帶下潤五臟及服丹石人有瘡〔止消渴〕

【含治】

二兩先研三日合漢防已古仁各二兩尊塵子六兩研成脂為九一服十

【贋】

九利水
主水瘻
游波骨為偽誤食之使人狂眩以醋蜜解之

甲蟲

文蛤 無毒 化生

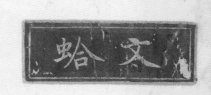

文蛤 出神農
本経

主惡瘡蝕五痔 以上朱字
神農本経欬

逆胸痺腰痛脅急鼠瘻大孔出血崩中漏
下 名醫所錄

〔地〕〔圖経曰〕生東海南海今登萊滄密諸
州皆有之此有大小其大者圓二三

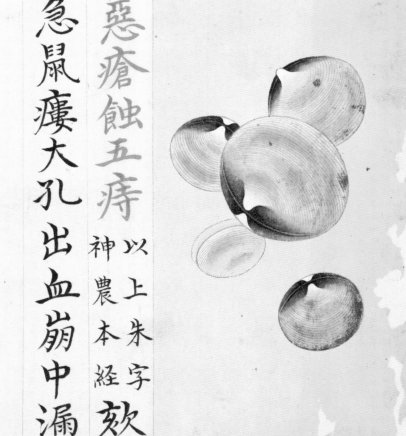

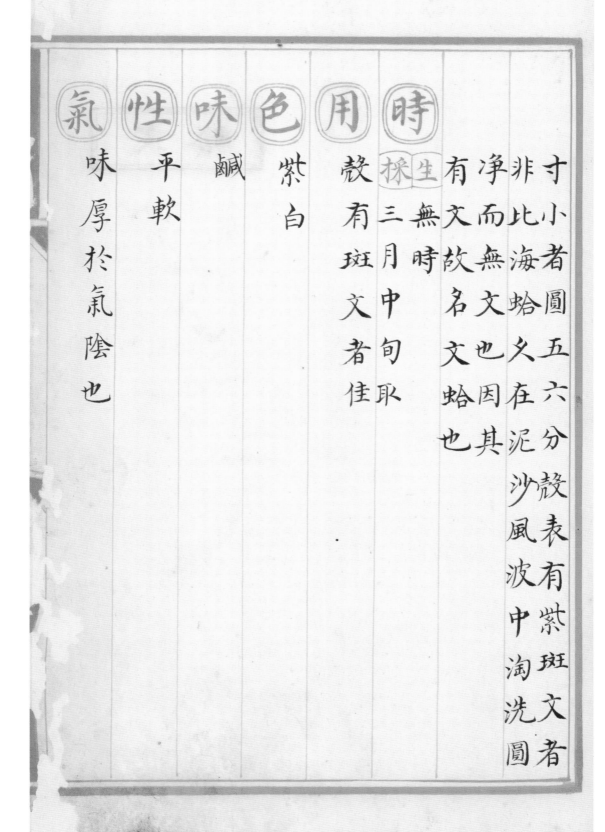

氣 性 味 色 用 時

味厚於氣陰也

平軟

鹹

紫白

殼有斑文者佳

採 生

三月中旬取

無時

有文故名文蛤也

淨而無文也因其

非比海蛤久在泥沙風波中淘洗圓

寸小者圓五六分殼表有紫斑文者

臭 腥

主 墜痰止渴

製 煅存性研末用

含治 燒灰合臘月脂和塗之治急疳蝕口鼻數日盡欲死者

甲蟲

魁蛤 無毒

化生

魁蛤主瘻痹洩痢便膿血 名醫
所錄

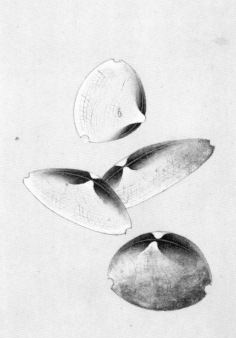

魁蛤

名
魁陸 活東

地
圖經曰 生東海南海今登萊滄諸
州皆有之其形正圓亦似大腹檳榔
兩頭有孔表有文者是也陶隱居云
一種形似紡軒莊音小狹長小有從演

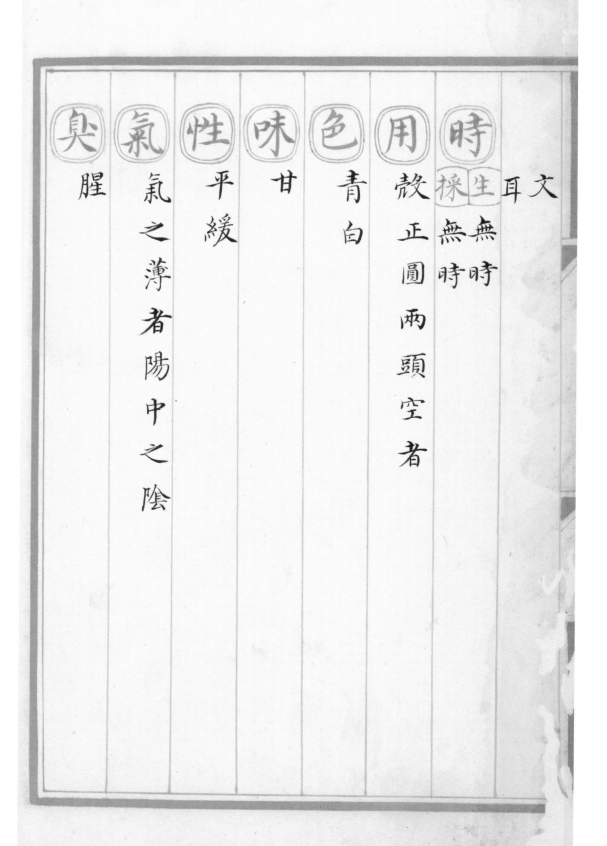

臭　氣　性　味　色　用　時

腥　氣　平　甘　青　㲉　採　生

　　之　緩　　白　正　無　無

　　薄　　　　　圓　時　時

　　者　　　　　兩

　　陽　　　　　頭

　　中　　　　　空

　　之　　　　　者

　　陰

文
耳

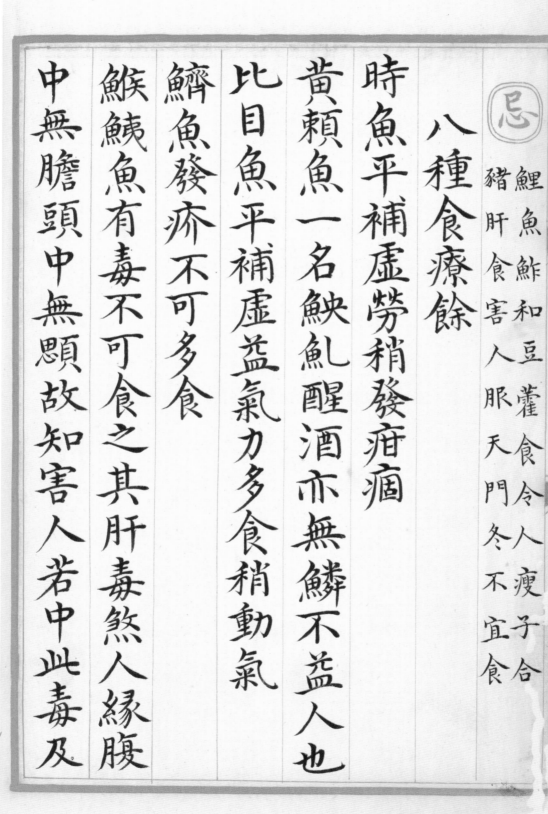

鯉魚鮓和豆藿食令人瘦子合

豬肝食害人服天門冬不宜食

八種食療餘

時魚平補虛勞稍發疳痼

黃頰魚一名鮬鮱醒酒亦無鱗不益人也

比目魚平補虛益氣力多食稍動氣

鱭魚發疥不可多食

鮧鮨魚有毒不可食之其肝毒煞人緣腹

中無膽頭中無顋故知害人若中此毒及

鱸魚毒者便剉蘆根煑汁飲解之又此魚

行水之次或自觸著物即自怒氣脹浮於

水上為鸕鶿所食

孫真人云食忌 鮧鯆魚勿食肝殺人

鯮魚平補五臟益筋骨和脾胃多食宜人

作鮓尤佳曝乾甚香美不毒亦不發病

黃魚平有毒發諸氣病不可多食亦發瘡

疥動風不宜和蕎麥同食令人失音也

鲂魚調胃氣利五臟和芥子醬食之助肺

氣去胃家風消穀不化者作鱠食助脾氣

令人能食患痢者不得食作羹臛食宜

人其功與鯽魚同

二十三種陳藏器餘

鱏魚味甘平無毒主益氣補虛令人肥健

生江中背如龍長一二丈鼻上肉作脯名

鹿頭一名鹿肉補虛下氣子如小豆食之

肥美羨腹內小蟲

食療

有毒主血淋可煑汁飲之其味雖
美而發諸藥毒鮓世人雖重尤不
益人服丹石人不可食令人少氣
發一切瘡疥動風氣不與乾笋同
食發癥瘕小兒不與食結癥瘕
及嗽大人久食令人卒心痛并使
人卒患

鰋鯷 上逐 下題 腰痛

魚白主竹木入肉経久不出者

取白傅瘡上四邊肉爛即出刺一名鰾 毗召

切

海藥云　謹挍廣州記云生南海無毒主
月蝕瘡陰瘡瘻瘡並燒灰用
治嘔血鰾膠長八寸闊二寸炙令
黃刮二錢已來用甘蔗節三十
五

經驗方
筒取自然
汁調服之

文鰩魚　無毒婦人臨月帶之令易產
反　餘
招

亦可臨時燒為黑末酒下一錢已出南海

大者長尺許有翅與尾齊一名飛魚羣飛

水上海人候之當有大風吳都賦云文鰩

夜飛而觸網是也

牛魚無毒主六畜疾疫作乾脯搗為末以

水灌之即鼻中黃涕出亦可置病牛處其

氣相熏生東海頭如牛也

海狶魚味鹹無毒肉主飛尸蠱毒瘴瘧作

脯食之一如水牛肉味小腥耳皮中肪摩

惡瘡疥癬痔瘻犬馬瘑疥殺蟲生大海中

候風潮出形如狶鼻中聲腦上有孔噴水

直上百數為羣人先取得其子繫著水中

母自来就而取之其子如鰲鮀魚子數萬為

群常隨母而行亦有江狋狀如狋鼻中為

聲出沒水上海中舟人候之知大風雨又

中有曲脂堪摩病及樗博即明照讀書及

作即闇俗言嬾婦化為此也

杜父魚主小兒差頯差頯核大小也取魚

擘開口咬之七下生溪澗下背有刺大頭

闊口長二三寸色黑斑如吹砂而短也

海鷂魚齒無毒主瘴瘧燒令黑末服二錢

匕魚似鷂有肉翅能飛上石頭一名石蠣

一名邵陽魚齒如石版生東海

鮑魚一作鮠並音五禾反屬又五囬反鯼味甘平無毒

不腥主膀胱水下開胃作鱠白如雪隋朝

吳都進鮑魚乾鱠取快日曝乾餅盛臨食

以布裹水浸良久灑去水如初鱠無異魚

生海中大如石首

鮹魚味甘平無毒主五野雞痔下血瘀血

在腹似馬鞭尾有兩歧如鞭鞘故名之出
江湖

鱣魚肝無毒主惡瘡疥癬勿以鹽炙食郭

注爾雅云鱣魚長二三丈顏氏家訓曰鱣

魚純灰色無文古書云有多用鱣魚字為

鱣既長二三丈則非鱣魚明矣本經又以

鱣為鼉此誤深矣今明鱏魚體有三行甲

上龍門化為龍也

石鮅魚　味甘平有小毒主瘡疥癬出南
　必音
海方山澗中長一寸背裹腹下赤南人取
之作鮓

魚鮓味甘平無毒主癬和柳葉搗碎熟炙
傅之又主馬瘑瘡取酸臭者和糝及屋上
塵傅之瘑似疥而大凡鮓皆發瘡疥可合
殺蟲瘡藥用之

魚脂主牛疥狗瘑瘡塗之立愈脂是和灰

泥船者腥臭為佳又主癜取銅器盛二升

作大火炷脂上燃之令煖徹於癜上熨之

以紙藉腹上晝夜勿息火良

鱠味甘溫蒜齏食之溫補去冷氣濕痹除

膀胱水喉中氣結心下酸水腹內伏梁冷

痃結癖疝氣補腰腳起陽道鯽魚鱠主腸

澼水榖不調下利小兒大人丹毒風眩鯉

魚鱠主冷氣氣塊結在心腹並宜蒜虀進
之魚鱠以菰菜為羹吳人謂之金羹玉鱠
開胃口利大小腸食鱠不欲近夜食不銷
蕪飲冷水腹內為蟲時行病起食鱠令人
胃弱又不可同乳酪食之令人霍亂凡羹
以蔓菁葖之蔓菁去魚腥又萬物腦骰銷
毒所以飡鱠食魚頭羹也
昌侯魚味甘平無毒腹中子有毒令人痢

下食其肉肥健益氣力生南海如鯽魚身

正圓無硬骨作炙食之至美一名昌鼠也

鮠魚無毒主喉閉飛尸取膽和暖水攪服

之鮠音患似鯉生江湖間內喉中飛尸上此

膽至苦

鯢魚肝及子有大毒入口爛舌入腹爛腸

肉小毒人亦食之煑之不可近鐺當以物

懸之一名鵑夷魚以物觸之即嗔腹如氣

毯亦名噴魚腹白背有赤道如印魚目得

合與諸魚不同江海中並有之海中者大

毒江中者次之人欲收其肝子毒人則當

反被其噬為此人皆不錄唯有橄欖木及

魚茗木解之次用蘆根烏蘆草根汁解之

此物毒疾非藥所及橄欖魚茗巳出木部

魚虎有毒背上刺著人如蛇咬皮如猬有

刺頭如虎也生南海亦有蠻為虎者

鮌魚 音拱 鯀魚鰍魚 鮪同 鼠尾魚地青魚鮪

鮀魚 鮪鮀晋胡 反音毗 邵陽魚尾刺人者有大毒

三刺中之者死二刺者困一刺者可以救

候人溺處釘之令人陰腫痛拔去即愈海

人被其刺毒煑魚簹竹及海獺皮解之巳

上魚並生南海惣有肉翅尾長二尺刺在

尾中逢物以尾撥之食其肉而去其刺其

鮪鮀魚巳在本経鮋魚注中

鮷魚鰻鱺注陶云鰻鱺能上樹蘇云鮷魚
能上樹非鰻鱺也按鮷魚一名王鮪在山
溪中似鮎有四脚長尾能上樹天旱則含
水上山葉覆身鳥来飲水因而取之伊洛
間亦有聲如小兒啼故曰鮷魚一名鰋魚
一名人魚膏燃燭不滅秦始皇塚中用之
陶注鮎魚條云人魚即鮷魚也
諸魚有毒者魚目有睫殺人目得開合殺

人逆鰓殺人腦中白連珠殺人無鰓殺

二目不同殺人連鱗者殺人白鬐殺人腹

下丹字殺人魚師大者有毒食之殺人

水龜無毒主難產產婦戴之亦可臨時燒

末酒下出南海如龜長二三尺兩目在側

傍

瘑龜無毒主老瘑瘕無時者亦名瘑瘕下

俚人呼為妖瘕燒作灰飲服一二錢匕當

微利取頭燒服彌佳亦候發時煮爲沸湯

坐中浸身亦懸安病人臥處生高山石下

身偏頭大觜如鶚鳥亦呼爲鶚龜

蟲魚部中品

一十六種神農本經 朱字

三種名醫別録 黑字

二種唐本先附 唐附 注云

一十種宋本先附 宋附 注云

二種唐慎微附

一種今移

二種海藥餘

二十種陳藏器餘

巳上總五十三種

　　　　　内一十五種今增圖

蝟皮　　　　露蜂房 土蜂
　　　　　　　　房附　　鼈甲 肉能
　　　　　　　　　　　　　鮰附

蟹 爪　　　蚱 音蒼又　蟬花 唐慎
　附　　　　 音側蟬　　　　徽附
　　　　　　蛻附

蠐螬　　　烏賊魚骨 肉柔魚章
蠜蟲　　　　　　　舉石距附　白殭蠶 蠜蟲蛹
　　　　　　　　　　　　　　　　子附

原蠜蛾 尿　蠜蟲退 宋附蠜蟲紙布　緣桑螺 唐慎
　　附　　　　附今增圖　　　　　徽附
　　　　　　　　　　　　　　　今增圖

二八四

鰻音謾鱺音黎魚 鯔魚海鰻附

鮀音駝魚甲 今增圖 肉鼀甲附　樗丑如切雞

蛞音闊蝓音俞　蝸牛今增圖　石龍子

木虻　蜚虻今增圖　蠣蠔音廉今增圖

蠦音柘蟲　鮫魚皮附唐　白魚宋附今增圖

鱖居衛切魚宋附今增圖　青魚宋附眼睛附枕骨附　河魨宋附今增圖

石首魚宋附今增圖　嘉魚宋附今增圖　鯔魚宋附今增圖

紫貝唐附　鱸魚宋附今增圖　鱭魚宋附今增圖

海馬自陳藏器今移并增圖

二種海藥餘

郎君子　　海蠶

二十種陳藏器餘

黿　　　齊蛤　　　柘蟲屎

蚱蜢　　寄居蟲　蚰蜒

貟蠜　　蠮螉　　蠱蟲

土蟲　　鱅魚　　予脂

砂挼子　蚘蟲　　蟲蠽

灰藥　　　吉丁蟲　　腆顆蟲

髭鼠　　　諸蟲有毒

蟲魚部中品

毛蟲

蝟皮 無毒

胎生

蝟皮 出神農本經

主五痔陰蝕下血赤白五色

血汁不止陰腫痛引腰背酒煮殺之 以上朱字

本經

神農 療腹痛疝積亦燒爲灰酒服之 以上黑字

名醫所錄

圖經曰 生楚山川谷及田野間山林中皆有之狀類猬犰脚短多刺尾長寸餘人觸近便藏頭足因外皆刺不可嚮兩陶云能跳入虎耳中惟見鵲不則仰腹受啄盖物或有相制然耳又云惡鵲聲故欲掩取之猶蚌蛤音聿也此類亦多惟蒼白色兩脚岐似者名豬蹄者佳鼠脚者亦次其毛端有兩脚岐者名山枳

鼠肉味酸者名虎鼠味苦而皮褐色

類兔皮者名山狼凡此皆不堪用尤

宜詳識耳 唐本注云 蝟極獰鈍大者

如小犰小者猶爪大或惡鵲聲故反

腹令啄其虎耳不受雞卵且去地三

尺蝟何能跳之而入此野俗鄙説未

信可輕

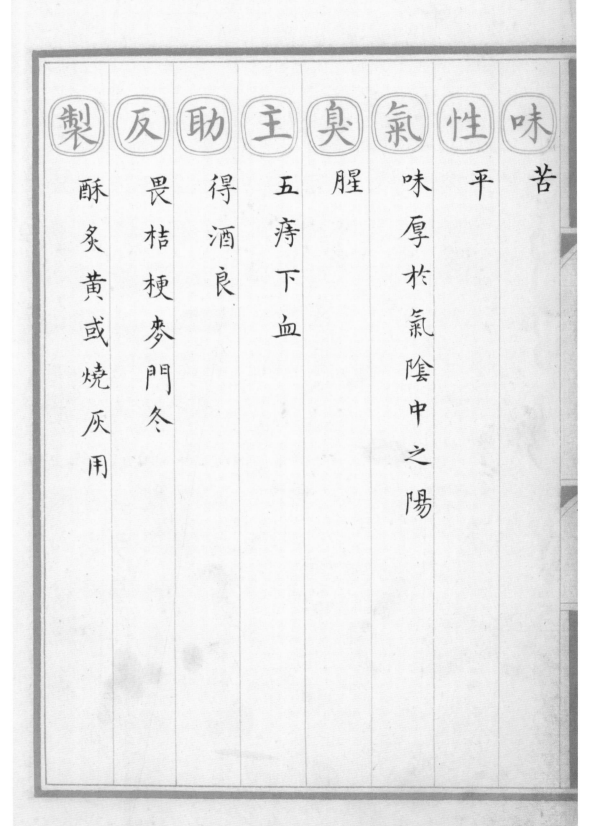

味	性	氣	臭	主	助	反	製
苦	平	味厚於氣陰中之陽	腥	五痔下血	得酒良	畏桔梗麥門冬	酥炙黃或燒灰用

〔治〕

〔療〕藥性論云主腸風瀉血痔病有頭多年不瘥方寸匕者燒末白飲下方寸匕燒末吹止鼻衄 〔日華子云〕開胃氣止血汗肚脹痛疝氣○脂治腸風氣又煑汁服止反胃胃氣 〔別錄云〕皮燒末水調服方寸匕 〔孟詵云〕蝟食之肥下焦理胃氣瀉血治蠱毒下血當吐出盡毒及搽乳頭上與小兒飲治卒驚啼狀如物刺者

〔合治〕

皮燒灰合酒服療胃逆○皮方三指大合熏黃如棗大及熟艾右方穿地作坑調和取便熏之以口中熏黃煙氣出為佳火氣稍盡即停三日將息更熏之療五痔不過三度永瘥勿犯風冷羮臛將補慎忌雞豬魚生冷二十

日後補之○皮燒灰合生油傅腸痔

下部如蟲嚙○合穿山甲等分燒存

性入肉荳蔲末一半空

腹米飲調服二錢療痔

勿使中濕及其骨能瘦人不可食誤

食令人瘦劣

甚解一切藥力

露蜂房 有毒附
土蜂房

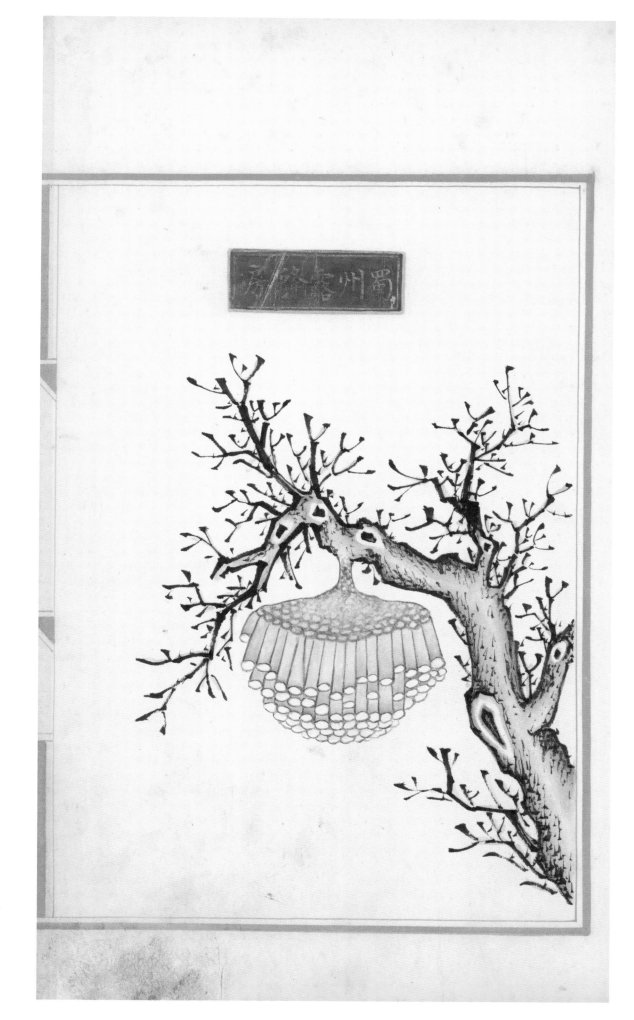

露蜂房

出神農本經

主驚癇瘈瘲寒熱邪氣癲疾鬼精蠱毒腸痔火熬之良 以上朱字神農本經 又

以上黑字名醫所錄

療蜂毒毒腫

名

石蜂窠 蜂腸 獨蜂窠

草蜂窠 百穿 草蜂窠

蜂勒窠 音 大黃蜂窠

地

圖經曰 生牂牁山谷今處處山林中

皆有之此木上大黃蜂窠也大者如

甕小者如桶其蜂黑色長寸許螫牛

馬及人乃至死者用此多効人家

屋間亦往往有之但小而力慢不堪

用不若山林中得之風露氣者最佳

色	用	收	時								義曰
			採 生								
青黑	樹上得風露氣者佳	陰乾	無時 七月七日十一月十二月取	於諸蜂世謂之玄瓠蜂也	由此得名蜂色赤黃其形大	許小者亦一二斗中有竅如瓠	高木上或屋之下作房大如三四斗之狀	翳之中世謂之牛舌蜂又一種或在	如蜜脾下垂一邊是房多在叢木鬱	黃窠長六七寸至一尺者闊三四寸	露蜂房有兩種一種小而色淡

味	性	氣	臭	主	反	製	治
苦鹹	平浅	味厚於氣陰中之陽	腥	牙疼癧腫	惡乾薑丹參黃芩芍藥牡蠣	火灸微黃	[療]圖經曰取十二分灸以水二升煮 取八合溫分再服主乳石發動頭

□合治□

痛煩熱口乾小便赤少者以服後當
利諸惡毒隨小便出瘥又以半兩
毒氣衝目 唐本注云 水黃汁每病後服
水煎重濾洗目三四過瘥熱後服
下五石末大劾乳石熱毒壅悶小便即
尿失禁并洗狐尿刺瘡入藥並灸 日華子云
乳癰蜂叮惡瘡即煎洗氣赤白痢中遺
用 別錄云 大者一枚水煮三升煮令
濃赤浴小兒日三四次療熱癎
合豬膏調傅蜂螫人○青黃赤白撮末
人無子者服之○合細辛等分含之
治眼瞖○火灸焦為末合酒服方寸
七日三治鼻中外查瘤膿水血出
燒灰合酒服治陰瘻○瘤合亂髮蛇皮○

烧灰酒服方寸匕日三疗诸恶疽附

骨痈根在脏腑歷节肿出丁肿恶恶脉

诸毒皆瘥○以二枚炙末合臈月猪○土蜂

脂和涂瘰瘿成风瘻作孔者

房合醋涂痈肿

乾即易之瘥

盡毒

甲蟲

鱉甲 無毒附
肉能鮒

卵生

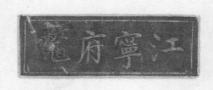

鼈甲 出神農
本經 主心腹癥瘕堅積寒熱去痞
息肉陰蝕痔惡肉 以上朱字
神農本經 療溫瘧血瘕

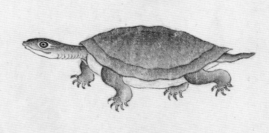

腰痛小兒脅下堅〇肉味甘主傷中益氣

補不足 以上黑字名醫所錄

地

圖經曰 岳州沅江其甲有九肋者為勝仍生丹陽池澤今處處有之以

取甲別去肉為好不用黃脫者但看有連厭及乾巖便真若上兩邊骨出

者是已被煑熟過者不堪入藥南人

養魚池中多畜鼈云令魚不隨霧起

鼈之類三足者為能𧒂切來大寒而有毒主折傷止痛化血生𢭏切奴其肉及血

傳之道家云可碎諸厭稷死氣畫像亦能止之無裙而頭足不縮者名鮋

茈奴切吳藍煎湯服之昏塞誤中其毒亦主傳黃

氣	性	味	色	用	收	時	
						採 生	
味厚於氣陰也	平軟	鹹	青綠	甲生脫九肋多褶重七兩者為上	陰乾	無時 無時	尸勞及女子經閉病也

腥

消癥癖去勞熱

惡礜石理石

雷公云 治氣破塊消癥定心藥中用

之每箇鼈甲以六一泥固濟䂞子底

待乾入於大火以醋煮物揸於中下頭醋

三升同煎之以醋煮盡為度去裙并肋

用方依前灸乾然入藥用又治勞熱藥中

骨方依前泥以童子小便一斗二升盡中

夜責盡搗成粉以雞肭皮裹之留骨於東

石曰中搗成粉以雞肭皮裹之取東

流水三兩斗盛於盆內將此閣於盆

上一宿至明任用力有萬倍常用於酥

炙黄色

治

療圖經曰鼊甲療痕癖虛勞方中多

用之〇能𠛬奴来生搏其肉及血傅

折傷止痛化血又搏肉血塗壁道

家云碎厭穢〇鮒殻主傅尸勞女

兒諸疾及産後陰脱脱肛下墜尸

子經閉 唐本注云鼊甲頭燒灰主小

疟癖氣熱結實擁塞惡血墮胎消瘡

疟癖氣冷痕癥勞瘦下 日華子云鼊

節間勞熱結實擁塞惡血墮胎消瘡

甲去血氣破血癥結

腫并撲損瘀瘀濕痺疾腸癰熱細擘

云鼊主熱氣濕痺腹中激熱細擘

五味煮食之當微淺 孟詵云鼊主

婦人漏下羸瘦 別錄云鼊甲燒灰

藥性論云消宿食除骨熱骨

陳藏器

【合治】

服方寸匕療萬病新起早

勞食飲多致復欲死者分為丸

鼈甲合訶梨勒皮乾薑末等
桐子大空心下三十丸再服療癥癖

一匙朝朝服之治疿癖氣○乳又一合調
病○又醋炙之黃為末合牛乳一合

珀大黃盡作散酒服○二錢下婦人畜積白
惡血血畫即休服○又合酒服方寸匕療子和

傅石淋○又以一大兩煎取五合服
療丈夫陰頭癰合蜜丸如小豆大方寸匕療

小兒癇○又以一握水二升煎取五合服
前合燈心一握水二升煎取五合服

一錢匕食後合蜜水服灸黃為末食
七療上氣急滿坐臥不得一錢

【禁】

目陷者及人厭毛髮塗王字形者亦不可
食鼈膏脫人厭毛髮塗孔字中即不生鼈

頷下有軟骨如龜形食之令人患水

病又赤足者并獨目者並有大毒食

之殺人姙娠不可食其肉令子項短

鼈腹下成五字食之作瘕其三足者

謂之能𧔠

切不可食

忌

瘕合雞子食之殺人合莧菜食之生鼈

合芥子同食生惡疾

甲蟲

蟹 有毒 附爪

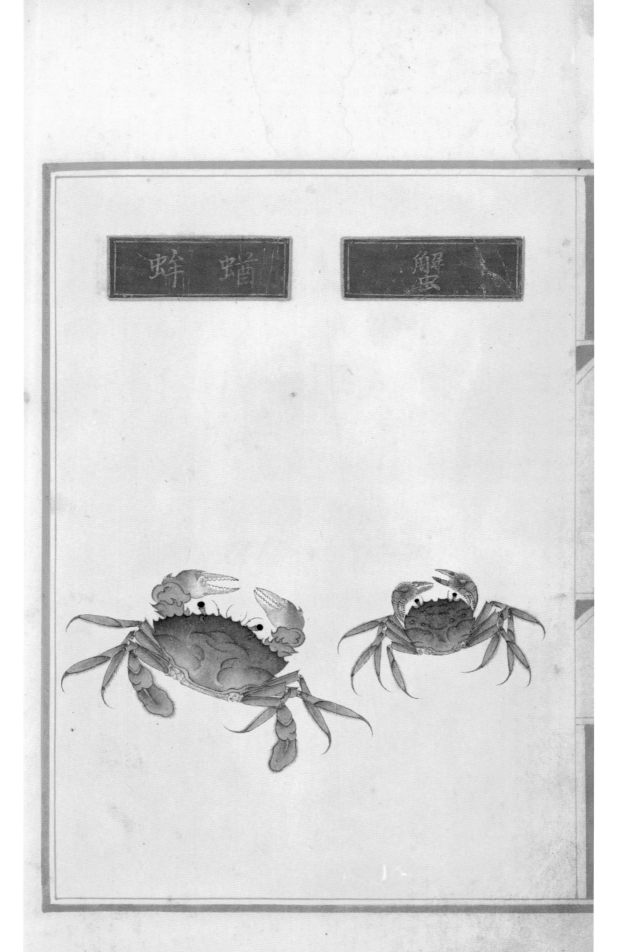

蜅蟹

蟹

蟹 出神農

本經 主胸中邪氣熱結痛喎僻面腫

敗漆燒之致鼠 以上朱字

神農本經 解結散血愈漆

瘡養筋益氣 ○ 爪主破胞墮胎 以上黑字

名醫所錄

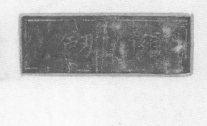

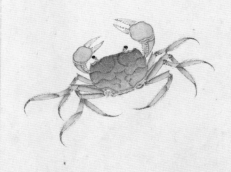

名

蝪 蜕 蟻 蝑 蚨 錖 步 蟵 劍 執 火 彭 螖 彭 蜞

撥棹子　蟚蟛澤音

地　圖經曰

生伊洛池澤諸水中今淮海

京東河北陂澤中多有之伊洛反難

得也其蟹八足二螯大者以箱角兩出

足節屈曲行則旁橫今人以為食品

之則味全以前時長未成就其方可食尤

中之味佳蟹之類甚多六足者名蜁蟜音

猛也然者皆有大毒不可食蟹殼而蹄音

及四足者名馬蟻生南海中其螯最銳斷

多如莢刈物食之動風氣扁而最大

子後足闊者為螆棹也一名蟳隨潮退撥棹

殼一退一長其大者如斗小者如盞

楪兩螯退無毛所以異於蟹其力至疆

世傳與虎鬭者此也一螯大一螯小

者名擁劒又名桀步常以大螯鬭小

螯食物一名執火以其螯赤故也越其

最小者名彭蜌滑音吳人語訛為彭越

兩雅云蜌蟧澤苦小者螃切刀郭璞云

即彭蜌也似蟹而小者其膏可以塗癬

食之令人吐下至此彭蜞亦其類蔡伊洛

謨度江誤誤食之即此也 衍義曰

絕少今河北沧瀛邊州等處所出

其多徐州亦有但不及河北者河北

人取之當八九月蟹浪之時夜以燈

火照取皆出遂捕得之此物每至夏末

名蟹之意必取此義兩

秋初則如蟬蛻解當日

時
生無時 採八九月經霜後取

三一二

用	色	味	性	氣	臭	主	治
殼肉爪黃	青黑	鹹	寒軟	味厚於氣陰也	腥	療漆瘡破宿血	療 [圖經]曰蟻食之行風氣○蟹爪療孕婦僵仆胎轉上搶心困篤 [日華]

子云 蟹生擣炒署療筋骨折傷○

蟛蚏解熱氣并小兒痞氣 陳藏器

云 蟹脚中髓及腦與殼中黄並鮋鰲内瘡中

續斷絕筋骨取碎之微鰲内瘡中

筋即相連也○

不瘥者塗之 孟詵云 彭蜞蟹主濕癬疽瘡諸熱瘡

理脾胃氣調經脉消宿食

別錄云 蟹擣爛傳瘡疥效

○合 氣○合醋食之利肢節去五臟中煩悶○

爪合閉肚痛○醋及湯煎服肚痛血止產後合後

血歛末等分○醋生蟹足骨焙乾為末

白飲末等分用乳汁

和貼小兒解顱不合

○禁 獨螯獨目及兩目相向者皆有大毒

不可食其有六足四足者不可食誤

食急以豉汁解之又蟹足斑目赤者

誤食之殺人十二月食之傷神妊娠

食之令兒橫生俱不可食未經霜時

甚有毒云食水莨建音所爲人中之不

速療

即死

（解）

中蟹毒脹冬瓜汁紫蘇汁瘂殺莨菪

羽蟲

蚱蟬 無毒附
蟬蛻

化生

三二四

蟬蚱

蚱音笮又蟬出神農
音側蟬本經主小兒驚癇夜啼癲

病寒熱以上朱字驚悸婦人乳難胞衣不
神農本經

出又墮胎以上黑字
名醫所錄

名
蝒蟬　馬蟬　鳴蟬
　　馬蜩　鳴蜩

蟬殼　蟬蛻
伏蜻　枯蟬
　　　　蟬

地
圖經曰

楊柳上今在處有所出州土但云生
本經不載之陶隱居以為啞
蟬蘇恭字乃以為鳴蟬聲也月令云仲夏挨之字月書
解蚱字乃言五月始有此蟬鳴月令所記也始而
蟬始鳴五月採正與月令所記也本鳴
經亦云五月採正與此蟬鳴所記也本鳴
者同時蝒馬郭璞注云蚱蟬類最多者為爾雅
云蝒馬蜩郭璞注云蟬中最大者為雅
又引詩鳴蜩嘒嘒者是形大而黑昔陶
人所嗽者又禮冠之飾蟬者亦黑
而大皆此類也然則爾雅所謂馬蜩本
詩人所謂蚱蟬蜩月令禮家所謂蟬類雖眾而本
草所謂蚱蟬鳴蜩其實一種蟬類雖眾而

為時用者獨此一種爾醫方所用蟬

殼亦此蟬所蛻也又名枯蟬本生於

土中云是蜣蜋所轉丸而化成此蚱

蟲至夏便登木而蛻也

仍皆乘昏夜方出土中升高處背殼

夏月身與聲皆大者是始終一般聲 衍義曰

坼蟬出所以皆夜出者一以畏人二

畏日炙乾其殼而不能蛻也至時寒

則墜地小兒蓄之雖數日亦不須食

古人以為飲風露信有之盖不冀而

見矣

溺亦可

時 生

四月五月

採六月七月取

用 殼不蠹者佳

三二七

色	味	性	氣	臭	主	製	治
土黃	鹹甘	寒	氣薄味厚陰中之陽	腥	去風熱殺疳蟲	去土蒸熟用	療[唐本注云]除小兒癇絕不能言○蟬蛻主女人生子不出灰服之止

久痢藥性論云止小兒驚哭不絶

殺疳蟲去壯熱并腸中幽幽作聲

○蟬蛻療小兒渾身壯熱驚癎兼

能止渴衍義曰蟬蛻治目昏瞖又

水煎汁服治小兒

出瘡疹不快甚良

合治

蟬殼微炒爲末○又合溫酒不拘時服一

錢療風頭眩○又合薄荷葉等分爲

末酒調一錢七日三服

療風氣客皮膚瘙癢

羽蟲

蟬花 無毒 化生

蟬花

蟬花主小兒天吊驚癎瘈瘲夜啼心悸 ^{名醫}

所錄

圖經曰 本經不載所出州土今所在
皆有之生苦竹林中者良花出土上

地

今蜀中有一種蟬其蛻殼頭上有一
角如花冠狀謂之蟬花西人有齎至

性　味　色　用　收　時

寒　甘　黄　花　陰　生
　　　白　白　乾　五
　　　　　全　採　月
　　　　　者　七
　　　　　良　月
　　　　　　　取

者中乃花都
也頂是都下
出蟬下者
　在者入
　殼入藥
　中藥最
　不最奇
　出奇〔衍
　而　義
　化　曰〕
　爲　西
　花　川
　自　有
　　　蟬

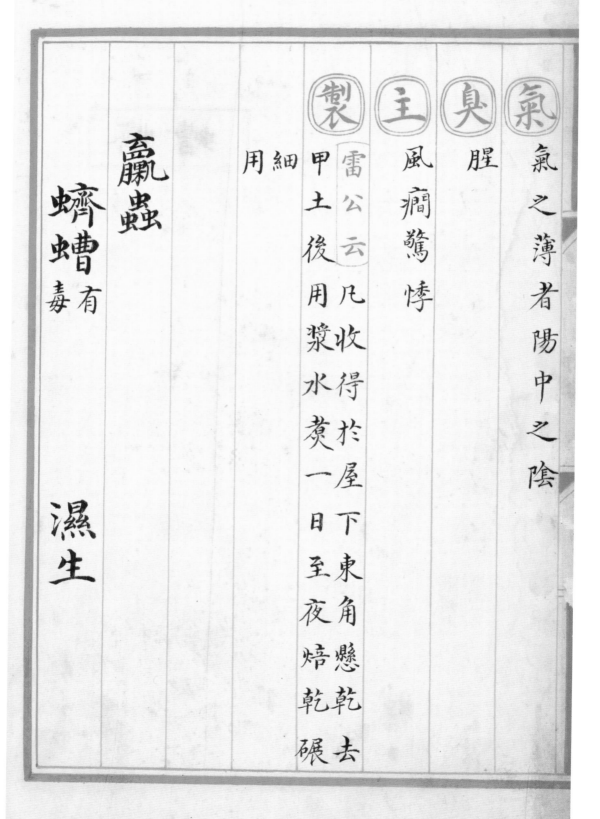

氣 氣之薄者陽中之陰

臭 腥

主 風癇驚悸

製 [雷公云]凡收得於屋下東角懸乾去甲土後用漿水煮一日至夜焙乾碾細用

蠃蟲

蠐螬 有毒

濕生

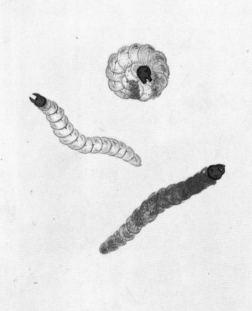

蠐螬

蠐螬出神農本經

蠐螬本經

主惡血血瘀痺氣破折血在

脇下堅滿痛月閉目中淫膚青瞖白膜 以上

朱字神農本経 療吐血在胸腹不去及破骨躃折

血結金瘡内塞産後中寒下乳汁 字名醫 以上黒

名 地

蠐 切扶 文蠐 堅肥齊

圖經曰

殊有云恭木蝎潔是雅背中
別桑以中白所行今
今蟲生雖於而謂處
醫條糞云糞諸蠐處
家桑草通土蠐駮有
與蟲入名中朽蠐之
蓐即藥蝎者木蝤大
婦蛞當蛣即中蟦者
下蝓用蝓蠹者郭有
乳也木又蟲蟲璞如
藥與中云形蟲云足
用此者蝎亦形在大
之主乃桑相亦糞指
乃療有蟲似云土以

生河
內平
澤及
人家
積糞
草以

中良者
反行者
在糞土
中者爾

名未
未用
用中
中自
自蘇
本經
經在

蠐蝤但
雅所云
爾相蠐
雅似
所以

殊恭有云木蝎潔是
別以桑生以中白所
今生蟲雖於而謂
醫糞條云糞諸

是掘糞上中者其効殊速乃大知蘇頌說
未可攄也張仲景治雜病方
丸中用蠐螬以其主脅下堅滿也〔陳〕
〔藏器〕云蠐螬居糞土中身短足長背
有毛筋但從水入秋蛻為蟬飛空飲
露能鳴高潔蝤蠐在朽木中食木心穿
如錐刀一名蝤蠐身長足短口黑無毛
節慢至春羽化為天牛兩角狀如水
牛色黑背有白點上下緣木飛騰不
遙二蟲出處既殊形質又別蘇乃混
其狀總名蠐螬慮異乎蔡謨
所誤蘇注乃千慮之一失矣〔衍義曰〕彭蜞幾為
蟲諸腐木根下有身津甘故有根
下多有此蟲其木身未有完者亦有
生於糞土中者雖肥大但腹中黑不
若水中者雖瘦而稍白生研水中絞汁

氣	性	味	色	用	收	時	
味厚於氣陰中之陽	溫 一云微寒	鹹	白	反行者良	陰乾	生無時 採無時 一云冬月取者佳	濾清飲下 嫋女乳也 蟹切

臭 腥

主 下乳汁傅惡瘡

助 蜚蠊為之使

反 惡附子

製 雷公云凡使與糯米同炒待米燋黑為度然後去米取之去口畔并身上肉毛及黑塵了作三四截碾成粉用之

治 療 圖經曰除喉痹 藥性論云取汁滴目中去瞖障主血止痛 日華子云取汁滴目中去瞖膜○桑柳木內者去風 陳藏器云汁塗赤白遊瘮○桑

三三七

蠡蟲

烏賊魚 魚章舉石距
無毒附肉柔

蠡主心暴痛并金瘡 別錄云取末
傅治丹走皮中浸淫名火丹瘡〇
又搗塗竹木刺在肉中不
出及傅癰疽痔漏惡瘡効
以青布覆目中取蠐螬在布上摩之
治稻麥芒入眼最良

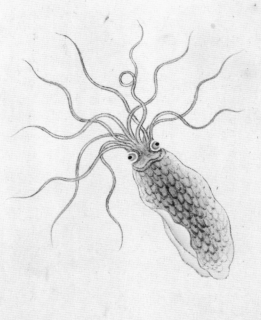

雷州烏賊魚

烏賊魚骨 本經

出神農 主女子漏下赤白經汁

血閉陰蝕腫痛寒熱癥瘕無子 以上朱字 神農本經

驚氣入腹腹痛環臍陰中寒腫令人有子

又止瘡多膿汁不燥○肉味酸平主益氣

强志以上黑字

名醫所録

◎名

烏鰂纜魚

◎地

圖經曰

生東海池澤今越州近海州

郡皆有之云是鷁（剝音）烏所化其口脚

猶存頗相似故名烏鰂能吸波噀墨

似以涵水所以自衛使水匿不能為人

所害又云性嗜烏每自浮水上有飛烏

過謂其已死便啄其腹則卷取而食

之以此得名言為烏之賊害也形若

草囊口在腹下八足聚生口傍只一

骨厚三四分似小舟輕虛而白又有

兩鬚如帶可以自纜故別名纜魚又南

越志云烏賊有矴遇風便虬前一鬚
下矴而住矴亦纜之義也腹中血及
膽如墨堪用書字作好墨亦用之世
謂烏賊懷墨而知禮故俗謂是海若
白事小吏其肉食之益人其無骨者
名柔魚又有章舉石距二物與此相
類而差大味更珍好食品所
貴重然不入藥用故略焉

時	用	色	味
生無時	骨	白	鹹
採無時	肉		

性　微溫輭

氣　氣厚於味陽中之陰

臭　腥

主　止精滑去目瞖

反　惡白歛白芨附子

製　[雷公云]凡使要上文順渾用血鹵作
水浸并煮一伏時了濾出於屋下掘
一地坑可盛得前件烏賊骨多少先
燒坑子去炭灰了盛藥一宿至明取
出用其効倍多或
炙黃去皮用之

治 療 ［素問］曰

去牛馬目中障醫性論云骨止　［日華子云］肉骸

婦人漏血及耳聾

通経○骨療血崩殺蟲［陳藏器云］

骨末飲之主小兒痢下及婦人血

瘕殺小兒蟲頭骨為末治眼中　［孟詵云］骨為末　［別録云］

熱淚傳丈夫陰頭瘡効

肉主女子血枯　唐本注云

骨為末合蜜點眼中去一切浮醫

骨末一両合龍腦少許點治傷寒熱

毒攻眼生赤白醫○骨合醋磨療瘀

瘼風及三年者先以布磨肉赤即傅

之効○骨合雞子黄傳之喉及舌下療

療小兒重舌○

心血刺痛血療小兒

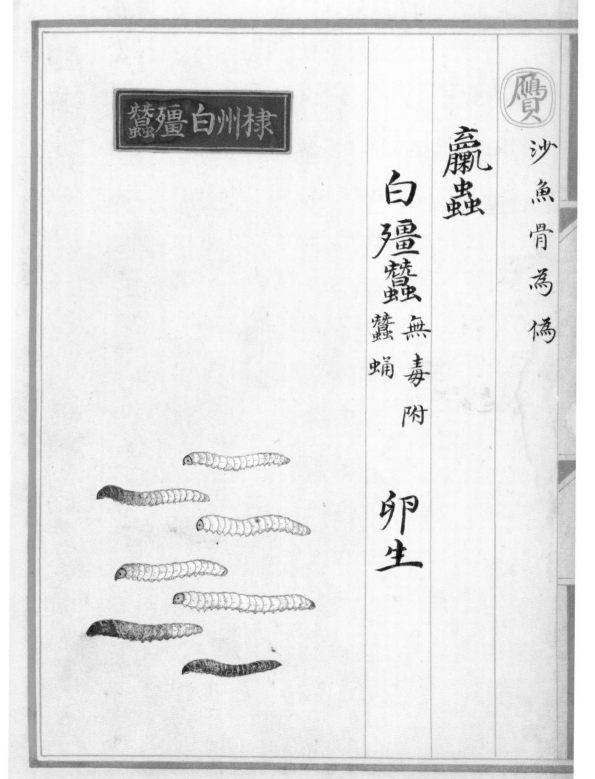

沙魚骨為偽

贋

蠃蟲

白殭蠶 無毒 附
蠶蛹

卵生

[image: 棟州白殭蠶 (label)]

白殭蠶 出神農 主小兒驚癇夜啼去三蟲
本經

滅黑䵏令人面色好男子陰易 音以上
亦病 朱字

本經 女子崩中赤白產後餘痛滅諸瘡瘢

痕 名以上黑字

神農
本經
醫所錄

地

圖經曰 生頴川平澤今所在養蠶處

皆有之用自殭死白色而條直者為
佳 衍義曰 然蠶有三䖛惟頭

蠶者最佳大而無蛆也

時 生三月

採四月取

收 暴乾

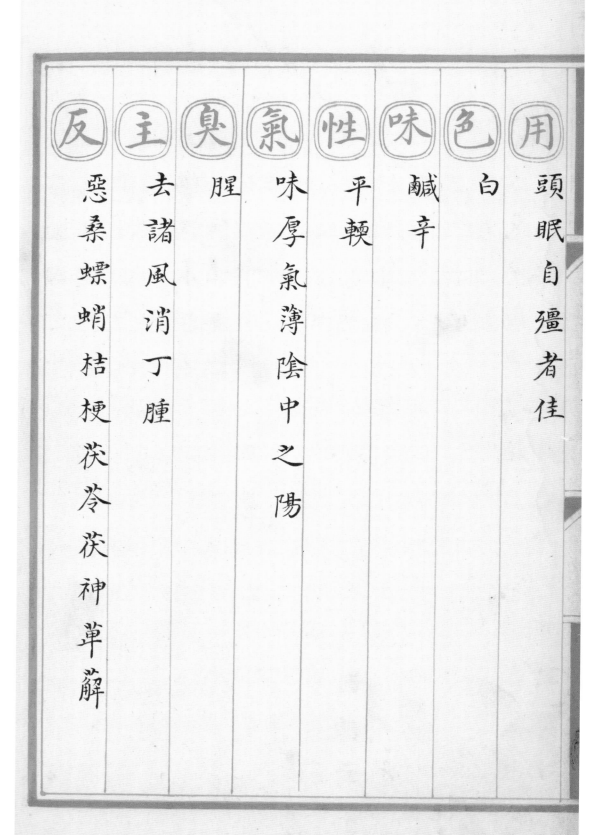

反	主	臭	氣	性	味	色	用
惡桑螵蛸桔梗茯苓茯神萆薢	去諸風消丁腫	腥	味厚氣薄陰中之陽	平輭	鹹辛	白	頭眠自殭者佳

【雷公曰】凡使先用糯米泔浸一日待

蠶桑涎出如蝸牛延浮於泔水上然後

濾出微火焙乾以布淨拭蠶上黃肉

毛并黑口甲及絲單擣篩如粉用○

［療］

【唐本注云】為末封丁腫根當自出

除口噤發汗及婦人崩

【藥性論云】中下血不止【日華子云】療

音并一切風疾○小兒客忤男子風陰失

療痛女子帶下蠶瘻蛹子食治風

及勞瘦為末研水調傅蠶瘻惡瘡【別錄云】

及治背瘡以末鍼挑四畔水調傅之

白殭蠶為末水調服五分治療癭

即拔出根一切○金瘡又炒黃

為末傅一切

○合為衣中白魚鷹屎白等分治瘡滅瘢中

為衣中白魚鷹屎白等分治瘡滅瘢中

合為末合生薑自然汁調灌之療中

風急喉痺欲死者○微炮蠍稍等分細末天

雄尖附子尖共一錢○合

以脂麻汁如茶○熱投之天南星刮去皮數十遍

下妳并生如咽喉閉緊即以小竹筒子下

治小兒驚風或半錢以生薑溫水調下

每服一字驚風或半錢以生薑溫水調頃

分並閉如咽喉閉緊即字以小竹筒子

療喉並閉如咽喉閉緊即字以小竹筒子

含之小可只傅脣上即瘥○直者炙七

擘口灌之小可只傅脣上即瘥○直者炙暑七

簡細○研微炒薑黃汁為末合茶匙溫烏梅丸調下治桐

風痰每服薑汁一末合茶匙溫烏梅丸調下桐

子大頭腫痛又蜜湯下五丸療風痔者忽

生痔○慎炒黃拭擣去蠱上黃丹肉毛為末兩

脅起○合草擣塗野火丹從背上黃丹肉毛為末

合蜜傅小兒口瘡通白者及風疳瘡

蝕透者○合黑牽牛等分為末如澡

豆用之去黑黯令人面

色好及浴小兒胎穢良

勿令中濕濕則有毒不可用

羽蟲

原螿蟲蛾雄者有小毒化生
附蠶沙無毒

原蠶蛾主益精氣強陰道交接不倦亦止

精○屎溫主腸鳴熱中消渴風痺癮疹 名醫所錄

名
晚蠶蛾　魏蠶　夏蠶　熱蠶

地

圖經曰

本經舊不載所出州土，今東
南州郡養蠶處皆有之。此乃第二蕃
重養者，即晚蠶蛾也。有原復敏速之
義，北人不甚復養，惡其損桑。而周禮
禁原蠶者，爲其傷馬。馬亦是一事耳。鄭康成注云爲其傷馬傷一歲。
淮南子曰，原蠶一歲
再登，非不利也，然王者之法禁之，多早蛾
其殘桑也。人既稀養，市者亦須晚
而食桑者乃佳，食柘者不堪也
不可用也，至於食用蠶沙亦須晚

時
　生　四月五月
　採　六月七月取

收
　陰乾

用
　蛾及屎

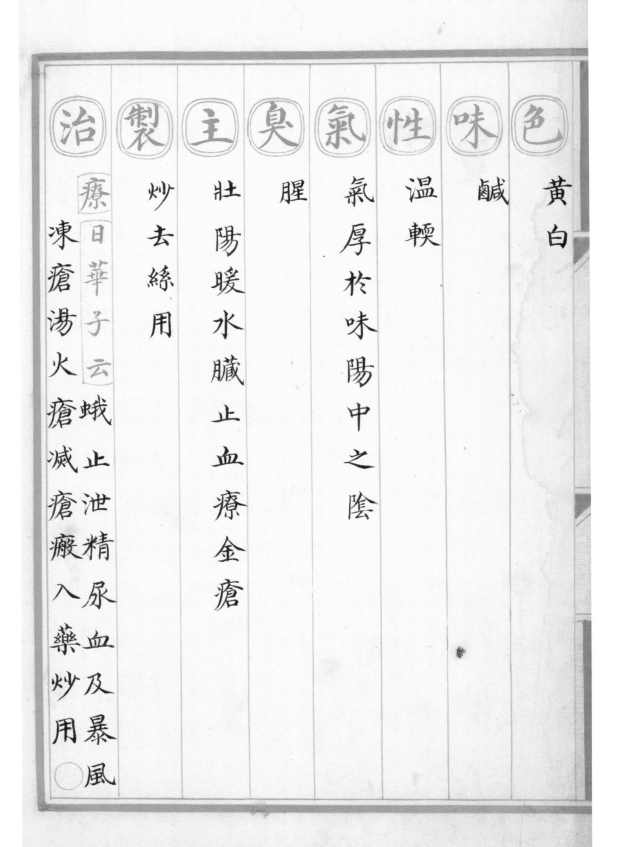

色	味	性	氣	臭	主	製	治
黃白	鹹	溫軟	氣厚扵味陽中之陰	腥	壯陽暖水臟止血療金瘡	炒去絲用	[療]日華子云蛾止泄精尿血及暴風凍瘡湯火瘡滅瘢入藥炒用○

尿治風痹頑疾不仁腸鳴陳藏器

云尿炒令熱以布袋盛熱熨之主

偏風筋骨癱緩手足不隨及腰脚別錄云尿一升及水二

軟皮膚頑痹

斗羹取一斗二升去滓溫熱得所

洗治風瘙癮瘖遍身瘩成瘡者尤

宜避不過數敷服又取一枚井花水

渴疾不過數敷服又取一枚井花水

下日三服治婦人始

覺妊娠轉女爲男法

合治

蛾二枚炙黃研末合蜜塗口脣內治

小兒撮口及發噤者

蠶退無毒附

蠶蛾紙布

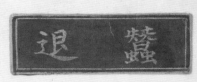

蠶退主血風病益婦人<small>名醫
所錄</small>

名 馬鳴退

地

圖經曰今東南州郡養蠶處所在皆有之近世醫家多用蠶退紙而東方者諸醫家用蠶退欲老眠起所蛻皮雖二者之用各殊然東人所用者為正用

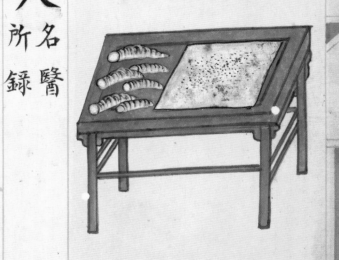

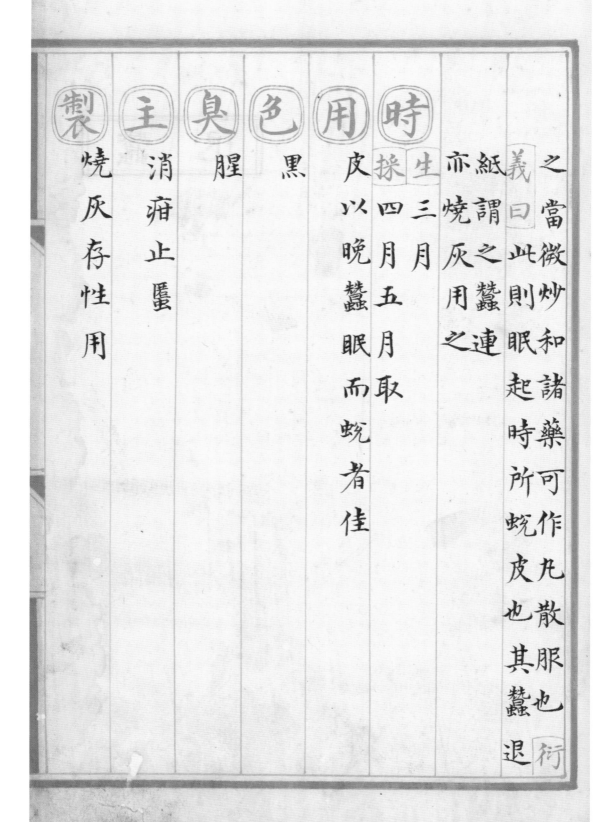

之當微炒和諸藥可作丸散服也

義曰 此則眠起時所蛻皮也其蠶退

紙謂之蠶連

亦燒灰用之

三月四月五月取

生

採皮以晚蠶眠而蛻者佳

用時

色 黑

臭 腥

主 消疳止䘌

製 燒灰存性用

日華子云

蠶布紙止吐血鼻洪腸

風瀉血崩中帶下赤白痢 衍義曰

蠶退燒灰止婦人血露 別錄云 蠶

退紙燒灰存性指牙宣牙癰并傅

口瘡

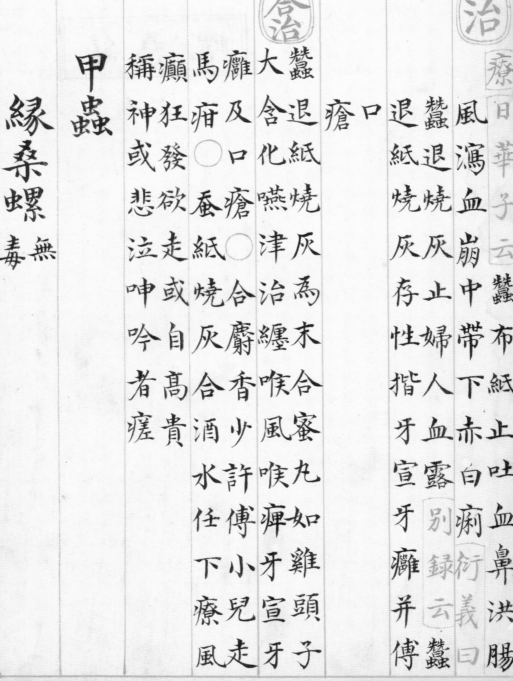

蠶退紙燒灰為末合蜜丸如雞頭子

大含化嚥津治纏喉風喉痺牙宣牙

癩及○口瘡○合麝香少許傅小兒走

馬疳○蠶紙燒灰合酒水任下療風

癲狂發欲走或自高貴

稱神或悲泣呻吟者瘥

甲蟲

緣桑螺 無毒

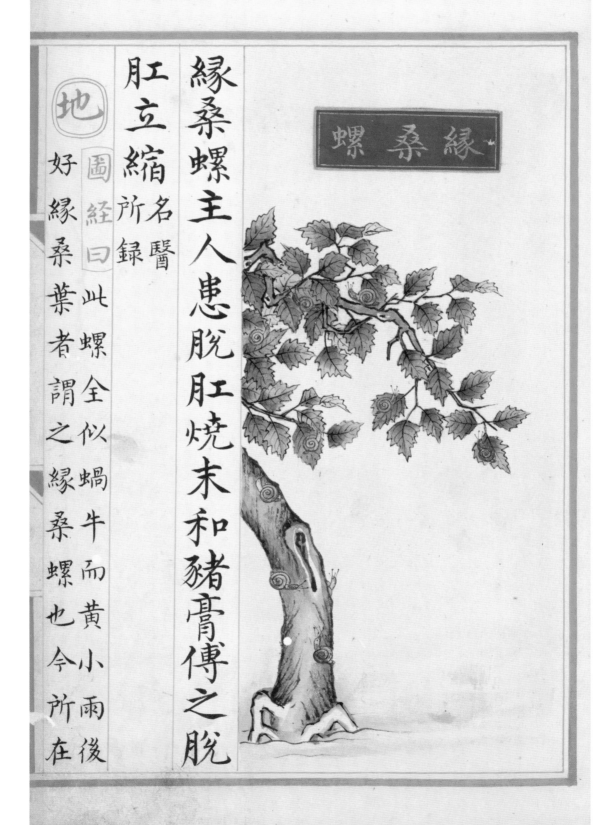

縁桑螺主人患脱肛燒末和豬膏傅之脫

肛立縮所錄

縁桑螺

名醫所錄

圖經曰此螺全似蝸牛而黃小雨後好縁桑葉者謂之縁桑螺也今所在

地好縁桑葉者謂之縁桑螺也今所在

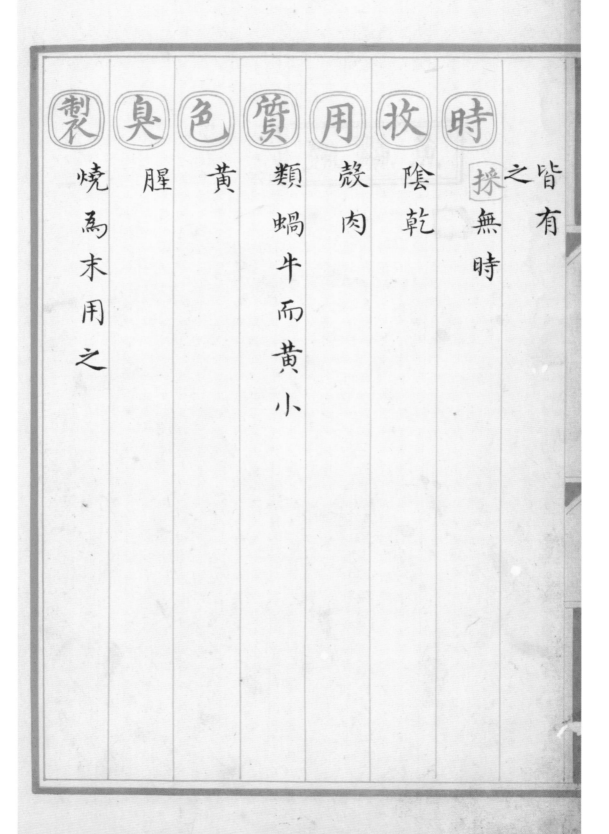

製	臭	色	質	用	收	時
燒為末用之	腥	黃	類蝸牛而黃小	殼肉	陰乾	採無時 之 皆有

魚鱲鰻

贏蟲

鰻鱺魚有毒附鮹

鰻鱺魚魚海鰻

（名）海鰻　慈鰻　猢狗魚

（地）圖經曰

有之，似鱓無鱗而腹大，青白色，善攻碕岸，此使魚雖有毒（崩爾切），能補五臟虛損，燒人之熏壇中，舍屋及竹木，免生諸蟲，蚘蚧州置其骨於衣箱中，亦斷白魚諸蟲。出一種永中似蝮蛇，背有五色文，其功最勝。出海中者名海鰻，又相類而大，功用亦同。海人亦相似而短，常在名慈鰻。又有蟵（音秋），亦相似而短，常在泥中，猢狗主狗及牛鼻瘦，取一二枚，以竹筒從狗口及牛鼻生灌之，立肥也。

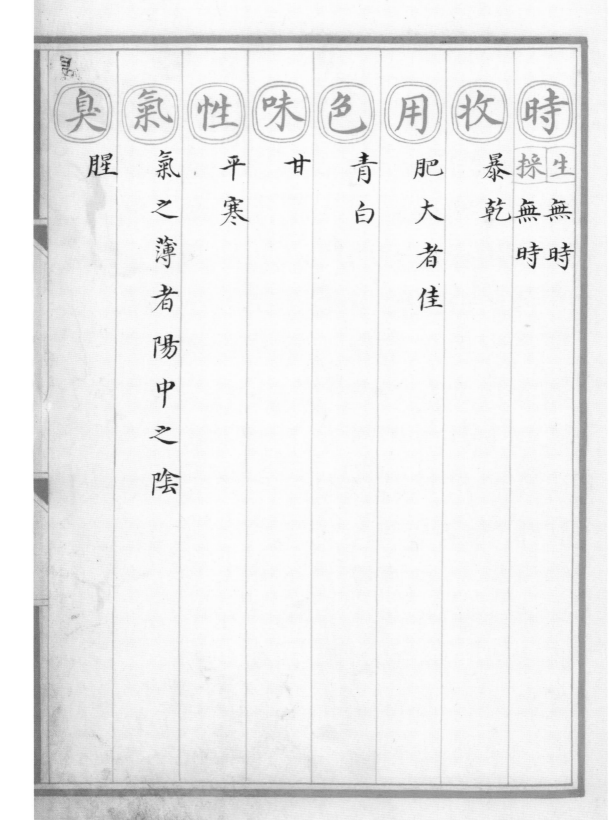

時	收	用	色	味	性	氣	臭
生無時 採無時	暴乾	肥大者佳	青白	甘	平寒	氣之薄者陽中之陰	腥

（主）補虛勞殺蟲毒

（製）去腸及涎煑食之

（治）〔療〕唐本注云鰻鱺膏療耳中有蟲痛者〔日華子云〕海鰻治皮膚惡瘡疥疝及治婦人瘡及治婦人產戶瘡蟲癢〔衍義曰〕婦人帶下百病并一切風癧瘻常食甚驗〔盍訛云〕生割曬乾風甚驗取少許於火上微炙凡五七次乃愈風以指擦即色轉〔別錄云〕淡炙熟令患人食三五度和冷氣治諸蟲心痛多吐四肢不和冷氣以上攻心腹滿悶并瘡心痛者空室燒之即化蚊蟲龞蟲佳○者空室燒之即化蚊蟲龞蟲佳○

為水矣○鰻鱺魚脂傅頸項及面
上白駮浸滛漸長有似癬無瘡者
先刮使燥痛後以傅之不過三五度便愈

日華子云
鰻魚治勞補不足暖腰
膝起陽道

鰻魚合五味米煑空腹食之治腰腎
間濕風痹常如水洗者甚補益濕脚

氣人及久病罷瘵者亦可○以一條
治如食法切作片合栬鹽醬炙食之

治五痔瘻瘡○以二斤切作段子治
如食法合酒二盞入鹽醋少許煑食

之治骨蒸勞瘵及
腸風下血者

諸草石藥毒及殺蠱毒

魚鮀

鮀魚甲　有毒附

鮀魚甲　肉鼋甲

鮀
音
鮀
魚甲 本經

出神農

主心腹癥瘕伏堅積聚

寒熱女子崩中下血五色小腹陰中相引

痛瘡疥死肌 神農本經 以上朱字

五邪涕泣時驚腰

中重痛小兒氣癃眥潰 ◯ 肉主少氣吸吸

足不立地 名醫所錄 以上黑字

地

圖經曰

鼉也形似守宮陵鯉輩而長一二丈即

生南海池澤今江湖極多即

背尾俱有鱗甲善攻碕岸夜則鳴吼

舟人甚畏之其皮亦中冒鼓其鳴最大

者為鼉江中或有闊一二丈者南人

亦捕而食之其肉有闊五色而白多如

三五七

雞肉卵大如雞鴨子一產一二百枚

人亦掘取以鹽淹可食之陳藏器云

鮀魚即鼉合作鼉字口內涎有毒長

一丈者能吐氣成霧致雨力至猛能

攻陷江岸性極嗜睡恒目閉形如龍大

者自嚙其尾極難死聲甚可畏人於

穴中掘之百人掘亦須百人牽一人

掘亦須一人牽不然終不可出此物

靈強不可食其肉云是

龍類宜去魚字可也

時　生無時　採無時

用　甲肉皮骨肝

色　青白

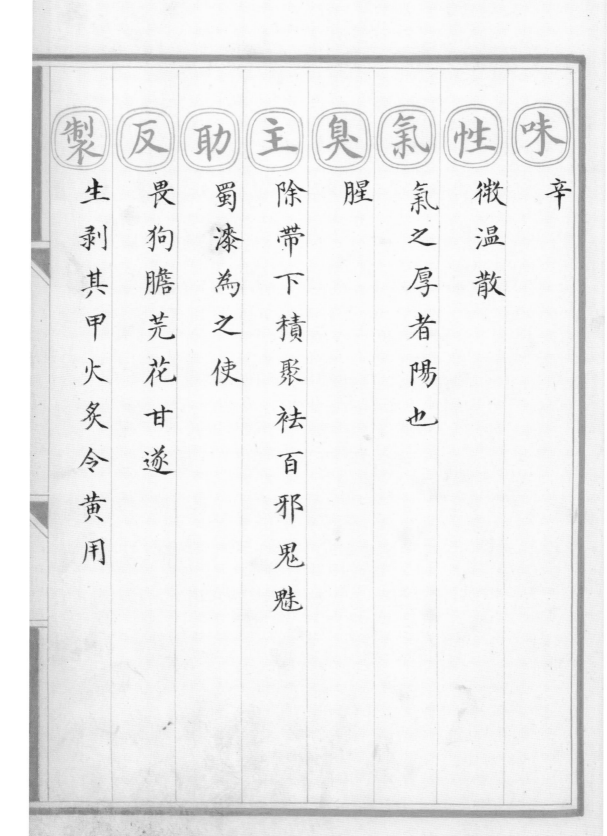

製	反	助	主	臭	氣	性	味
生剝其甲火炙令黃用	畏狗膽芫花甘遂	蜀漆爲之使	除帶下積聚袪百邪鬼魅	腥	氣之厚者陽也	微溫散	辛

治療圖經曰鼈甲主五臟邪氣及婦人血熱藥性論云鼈甲治婦人帶下消瘀內血積聚伏堅相引結痛日華子云鼈療齒疳宣露及五臟邪氣并續人筋骨陳藏器云膏摩風及惡瘡主濕氣邪氣療驚恐及止小腹氣疼

補陶隱居云肉益氣

合治皮骨燒灰研末合米飲服治腸風痔疾甚者合紅雞冠花末白礬末空服之○合甲炙合酒浸治瘺殺蟲腰胯風瘻瘡風○甲炙合肝一具炙熟合治五蒜齏食之頑疥瘻屍

樗雞

禁　肉發冷氣痼疾

解　殺百蟲毒百藥毒

羽蟲　樗雞有小毒　化生

紅娘子

樗丑如出神農主心腹邪氣陰痿益精
切雞本經

強志生子好色補中輕身以上朱字
神農本經又療

腰痛下氣強陰多精不可近目名醫所録
以上黑字

三六二

圖經曰生河內山谷樗木上今近都

皆有之形似寒螿而小爾雅云轑天

雞郭璞注云小蟲黑身赤頭一云莎

雞又曰樗鳩李巡曰酸雞廣雅雞

謂之樗鳩蘇恭云五色具者為雄良

青黑質白斑者是雌不入藥用然今

所謂莎雞者亦生樗木上六月後出

飛而振羽索索作聲人或畜之樊中

但頭方腹大翅羽外青內紅而身不

黑頭不赤此殊不類蓋別一種而同

名也今在樗木上者人呼為紅娘子

頭翅皆赤乃如舊說然不名樗雞疑

即是此蓋古今人之稱不同耳古方

麝香九用之近人少用故亦鮮別行

義曰東西京界尤多形類蠶蛾但頭

足微黑翅兩重外一重灰色下一重

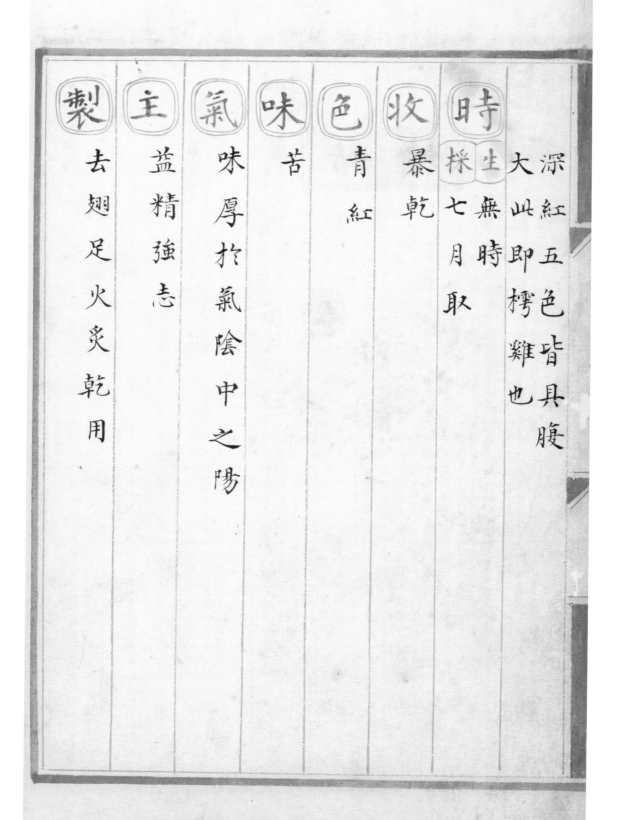

製	主	氣	味	色	收	時	
						採	生
去翅足火炙乾用	益精強志	味厚於氣陰中之陽	苦	青紅	暴乾	七月取	無時

深紅五色皆具腹

大此即蠮螉難也

治療

衍義曰 行瘀血血閉

蠃蟲

蛞蝓 無毒

蛞蝓

蛞音闊蝓音俞主賊風喎口乖切僻軼音益筋及脫

【名】

陵蠡　土蝸　附蝸　蛞蝸

【地】

圖經曰

生泰山池澤及陰地沙石垣

下今處處有之本經蛞蝓一名附蝸

蛞蝸無殼不應有蝸牛故以名之或以其都是

相類猶似蝸牛　果腸蘽蔞移之比蝓蝸牛　按郭

一物有二名　蠃　璞注爾雅蚹蠃

璞注爾雅蚹蠃切蝓字亦云下濕處有蝸牛一種也如大

此一字書明矣然今下云濕處有蝸牛一種大

於蝸牛亦有角而無殼相傳云是蝸

牛之老者若然本一物而久脱殼者

為異耳[衍義曰]蛞蝓蝸牛為

蛞蝓其身肉止一段蝓蝸牛背上二別物有矣

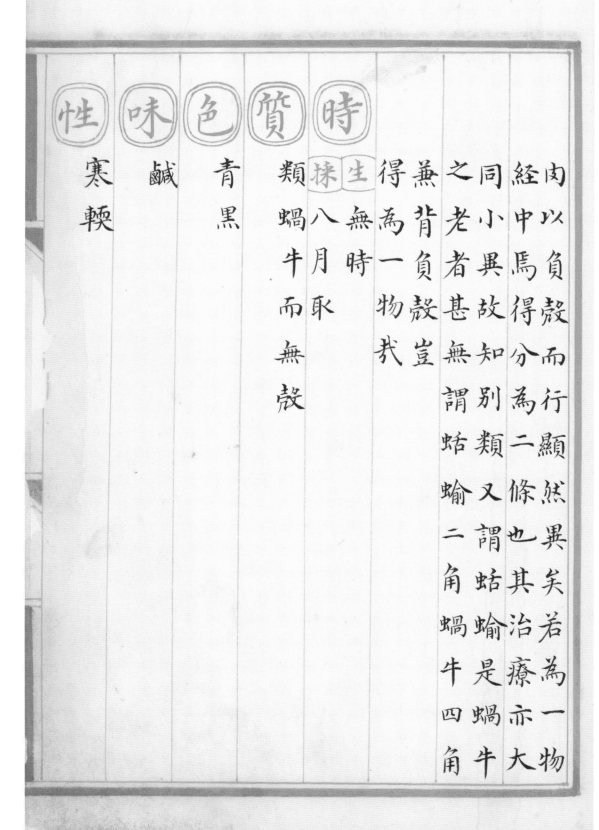

肉以負殼而行顯然異矣若為一物

經中馬得分為二條也其治療亦大

同小異故知別類又謂蛞蝓是蝸牛

之老者甚無謂蛞蝓二角蝸牛四角

蕪背負殼豈

得為一物哉

生

採 八月取

無時

類蝸牛而無殼

青黑

鹹

寒輭

氣 氣薄味厚陰也

臭 腥

主 諸風

解 能辟蜈蚣蚰蜒若蜈蚣蚰蜒遇其涎圍之則不得出

甲蟲

蝸牛 無毒

濕生

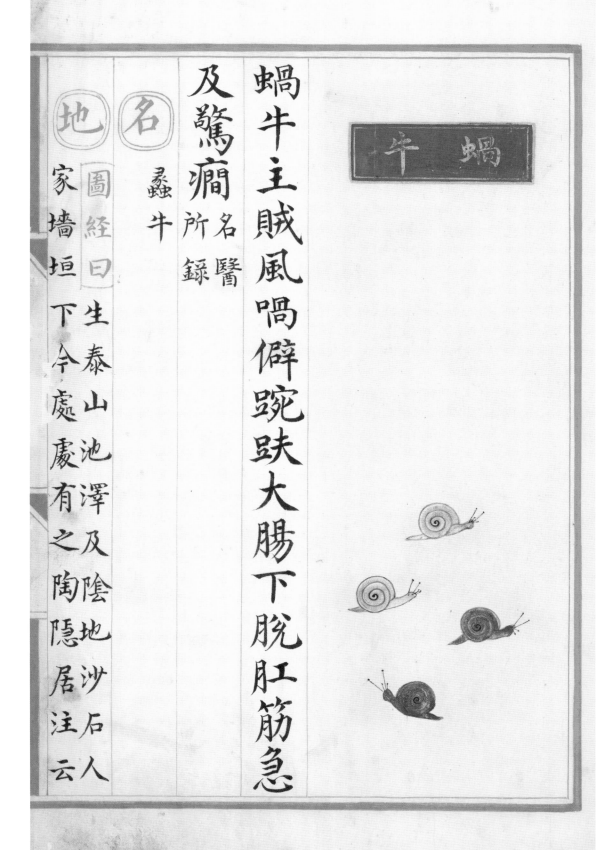

蝸牛

蝸牛主賊風喎僻踠跌大腸下脫肛筋急
及驚癇

名 名醫所錄

蛞牛

地 圖經曰生泰山池澤及陰地沙石人
家墻垣下今處慶有之陶隱居注云

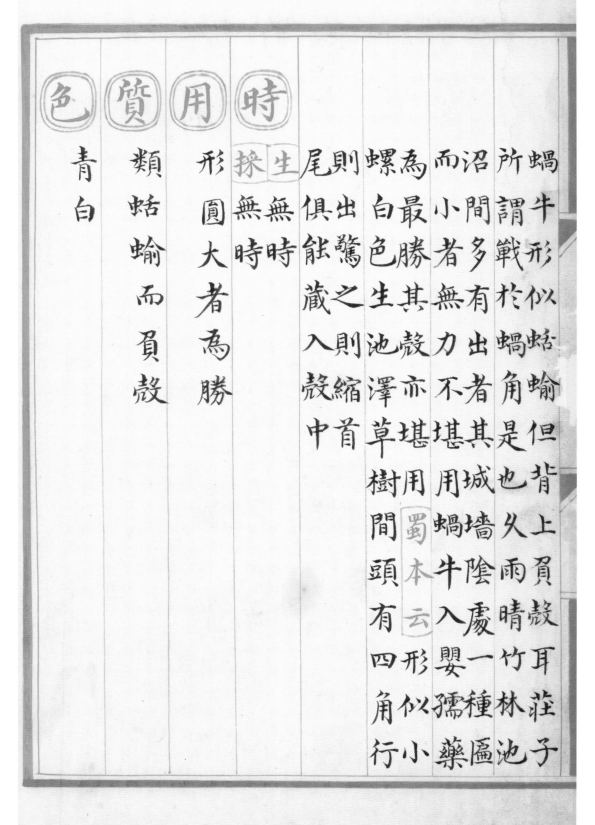

蝸牛形似蛞蝓但背上頁殼耳莊子
所謂戰於蝸角是也久雨晴竹林池
沼間多有出者其城墻陰處一種區
而小者無力不堪用蝸牛入嬰孺藥
為最勝其殼亦堪用 蜀本云 形似小
螺白色生池澤草樹間頭有四角行
則出驚之則縮首
尾俱能藏入殼中

三七〇

味 鹹

性 寒 軟

氣 氣薄味厚陰也

臭 腥

主 袪風熱消瘡腫

製 入藥炒用或搗取汁用

治 [療] [圖経曰] 蝸牛涎主消渴 [別録云] 蝸
牛殼二十枚燒灰細研每用揩齒
療齒䘌有蟲◯蝸牛取汁治
蜈蚣咬痛不可忍滴入即瘥

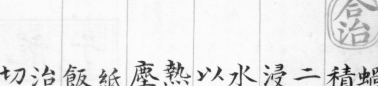

蝸牛一兩燒灰合豬脂和傅○大腸久

積虛冷每因大便脫肛不收○蝸牛

二百筒入小淨瓶中用新汲水一盞

浸瓶中封繫自晚至明取蝸牛放其

以雞翎掃治發背瘡不以多少旋度其

水如涎合真蛤粉不不十餘度調傅

熱痛止瘡愈矣○蝸牛殼十枚洗去

塵土令乾向酥蜜中龕盒盛之却用

紙糊於飯甑內蒸之下饋即安之至

飯熟取出細研漸漸喫一日食盡之

治小兒疳疾

切疳疾一

鱗蟲

石龍子 有小毒 卯生

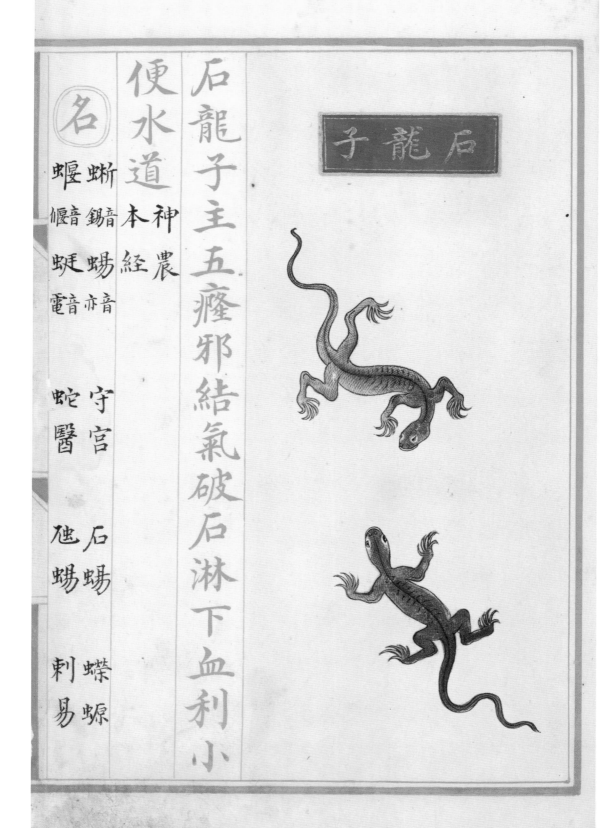

石龍子

石龍子主五癃邪結氣破石淋下血利小便水道 神農 本經

名 蜥 錫音 蜴 亦音 蝘 音偃 蜒 音電

守宮 蛇醫

石蜴 蝾蝾

砥蜴 刺易

蠦蠪子　蠦音盧　蠪音

山龍子　　易蜥

〔地〕

〔圖經曰〕

生平陽川谷及荆山山石間

今處處有之爾雅云蝾螈蜥蜴蝘蜓

守宮四者一物形狀相類而異名也

字林云蝾螈蛇醫也說文云在草曰

蜥蜴在壁曰蝘蜓蝘蜓秦晉西夏謂之守

宮或謂之蠦蠮或謂之易蜥南陽謂之

蝘蜓在澤中者謂之易蜥楚謂之蛇

醫東方朔云非守宮即易蜥蜴按此諸

者名蠦蠮守宮也漢武次於午日取蜥

說蓋在草澤中者也名蠦蠮守宮也

蜥蜴飼以丹砂其體盡赤次於年此日禱故謂

之雀宮人臂如赤痣有犯則消故謂

之守宮〔衍義曰〕大者長七八寸身有

金碧色仁廟朝有一蜥蜴在右披門

西澝溝廟中是真蜥蜴也鄭狀元有

詩昔有樵者於澗下行見一蜥蜴自

石罅中出飲水訖而入良久凡百十

次尚不已樵者疑之不免翻石視之

有冰雹一二升樵人訝而去行方三

五里大雨至風雹暴作今用祈雨經

云治五癃破石淋

利水道亦此義爾

時　採生　無時　三月四月五月八月九月取

用

色　青　身有金碧色者

味　鹹

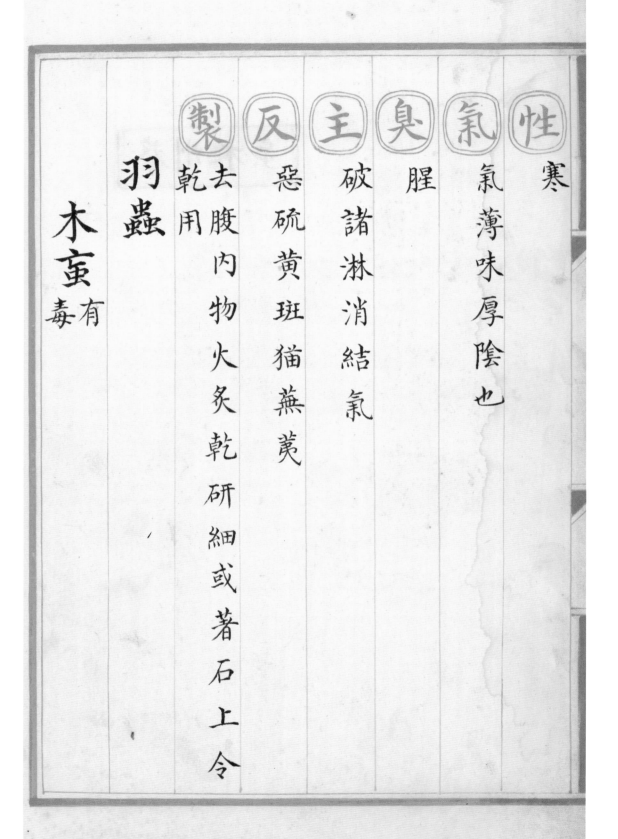

性　寒

氣　氣薄味厚陰也

臭　腥

主　破諸淋消結氣

反　惡硫黄斑猫蕪荑

製　去腹內物火炙乾研細或著石上令
乾用

羽蟲

木甿毒有

蔡州木虻

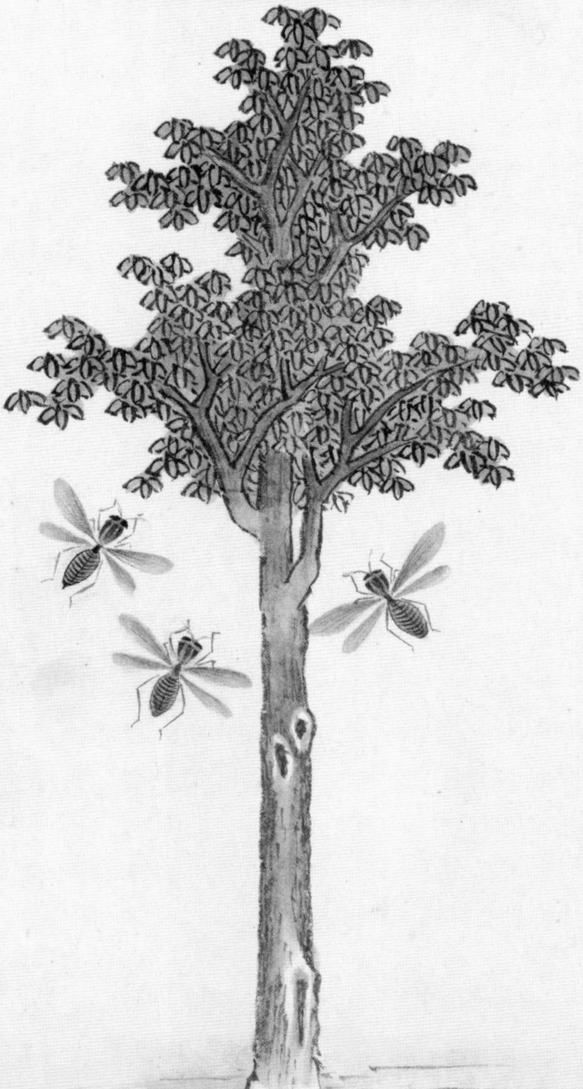

木虻 音萌 主目赤痛眥傷淚出瘀血血閉寒

熱酸㦲 音斯 無子 本經

酸㦲 音西 神農

名 魂常

圖経曰

生漢中川澤今慶慶有之而

襄漢近地尤多䖝有數種皆能噉牛

馬血木䖝最大而綠色幾若蝧蟬蝱即

䖝狀若蜜蜂黃色醫方所用䖝蟲即

此馬也又一種小蟲名麻䖝大如蠅喎

牛馬亦猛三種大抵同體俱骹治血喎

方家相承只用蜚䖝䖝出它不復用

陳藏

器云 木䖝從木葉中出卷葉如子形

圓著葉上破便飛即骹噛物塞北蛆漸大羽嶺

化坼破

度南極多如古

時

生 無時

採 五月取

牧

陰乾

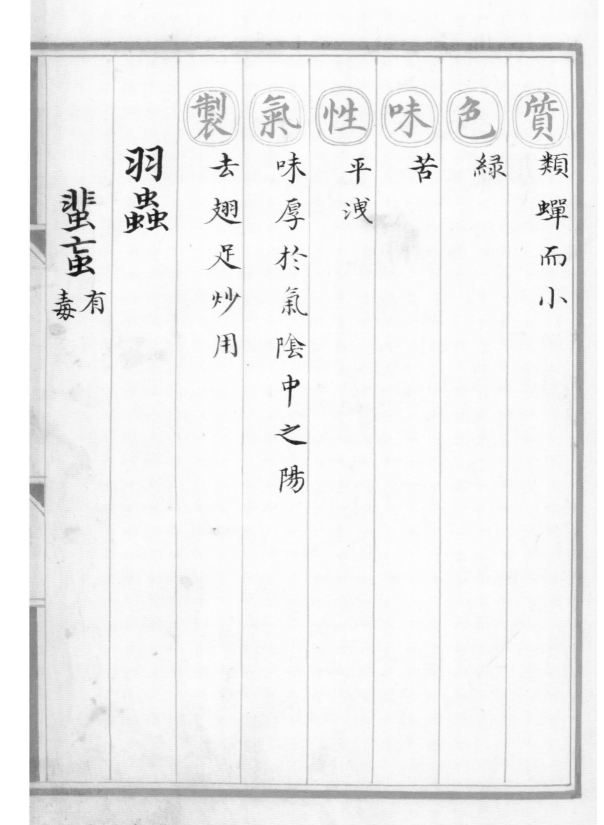

質　類蟬而小

色　綠

味　苦

性　平洩

氣　味厚於氣陰中之陽

製　去翅足炒用

羽蟲

蚵蝱　有毒

蝱蟲

蝱蟲

出神農本經 主逐瘀血破下血積堅痞癥寒熱通利血脉及九竅 以上朱字 女子 神農本經

月水不通積聚除賊血在胸腹五臟者及 喉痺結塞 以上黑字 名醫所錄

地 圖経曰 生江夏川谷今處處有之而
襄漢近北尤多狀如蜜蜂黃色醫方
所用䖟蟲即此也本經以腹有血者
良但得之即堪用然物性能破血何
假充腹用耳衍義曰䖟蟲今人多用
之大如蜜蜂腹凹匾微黃緑色者雄
惟食牛馬等血故治瘀血血閉也
霸州順安軍沇塘濼界甚多以其

時 生無時
採五月取

收 陰乾

用 腹有血者良

質 類蠅而大

三八一

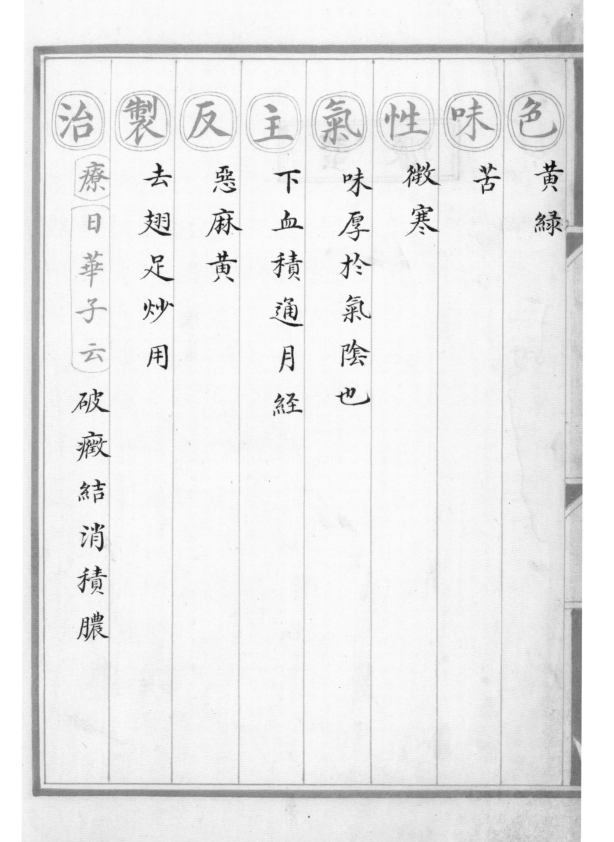

色　黄綠

味　苦

性　微寒

氣　味厚於氣陰也

主　下血積通月経

反　惡麻黃

製　去翅足炒用

治　[療]

[日華子云]破癥結消積膿

妊娠不可服服之隨胎

羽蟲

䗪蟲 有
蝱蠊 毒

蝱蠊

蝱蠊 出神農
蟲 本經

蝱蠊 本經

主血瘀癥堅寒熱破積聚喉

咽痹內寒無子以上朱字神農本經通利血脉以上黑字

名醫所錄

名 石蠶 員盤 滑蟲 蠣坚肥音

地 圖經曰生晉陽川澤及金房等州山中今人家屋間亦有之此物多生林樹中百十為聚山人採而噉之謂之石蠶爾雅云蜚蠦坚即員盤臭蟲也

陶隱居云形似蚕蟲而輕小能飛入人家爾本在草中八九月知寒多逃入人家

唐本注云形似蠶蛾腰下赤有兩三種以作廉薑氣者為真南人亦食之其味辛辣而臭漢中人食之言下氣即南人謂之滑蟲者是也

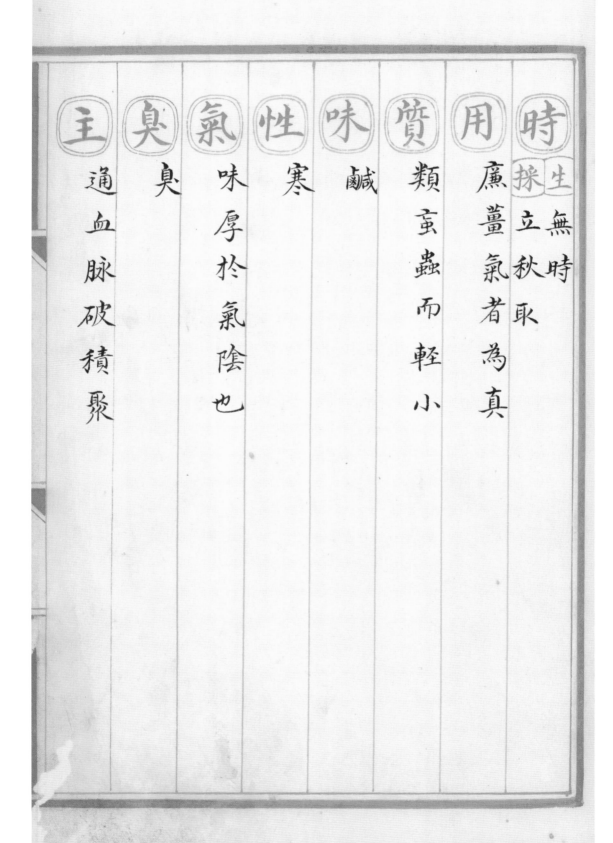

時	用	質	味	性	氣	臭	主
生無時 採立秋取	廉薑氣者為真	類䖝蟲而輕小	鹹	寒	味厚於氣陰也	臭	通血脉破積聚